DES

DÉFORMATIONS

OSTÉO-ARTICULAIRES

CONSÉCUTIVES A DES MALADIES

DE L'APPAREIL PLEURO-PULMONAIRE

(OSTÉO-ARTHROPATHIE HYPERTROPHIANTE DE P. MARIE)

PAR

LE Dr ALBERT LEFEBVRE

Ancien interne des hôpitaux de Paris
(Enfants Assistés, Maternité de la Charité, Saint-Louis, Broussais)
Médaille de bronze de l'Assistance publique.

PARIS

ANCIENNE LIBRAIRIE GERMER BAILLIÈRE ET Cie

FÉLIX ALCAN, ÉDITEUR

108, BOULEVARD SAINT-GERMAIN, 108

1891

Paris. — Typ. G. Chamerot. — 27111.

DES

DÉFORMATIONS

OSTÉO-ARTICULAIRES

CONSÉCUTIVES A DES MALADIES

DE L'APPAREIL PLEURO-PULMONAIRE

DES

DÉFORMATIONS

OSTÉO-ARTICULAIRES

CONSÉCUTIVES A DES MALADIES

DE L'APPAREIL PLEURO-PULMONAIRE

(OSTÉO-ARTHROPATHIE HYPERTROPHIANTE DE P. MARIE)

PAR

LE Dr ALBERT LEFEBVRE

Ancien interne des hôpitaux de Paris
(Enfants Assistés, Maternité, de la Charité, Saint-Louis, Broussais)
Médaille de bronze de l'Assistance publique.

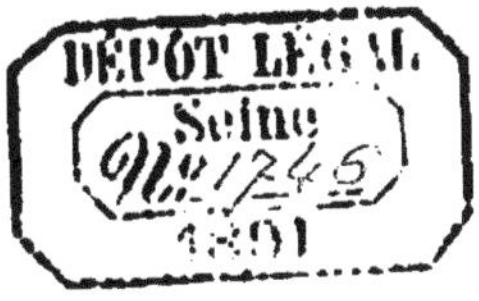

PARIS

ANCIENNE LIBRAIRIE GERMER BAILLIÈRE ET Cie

FÉLIX ALCAN, ÉDITEUR

108, BOULEVARD SAINT-GERMAIN, 108

1891

Pendant la dernière année de notre internat, passée dans le service de M. Chauffard, nous avons eu l'occasion de suivre l'observation d'un malade dont les déformations ostéo-articulaires, survenues à la suite d'un empyème et d'une opération d'Esslander, étaient particulièrement intéressantes.

M. P. Marie publiait au commencement de cette même année un mémoire très complet (1) sur certaines manifestations articulaires présentant dans leur étiologie, ou tout au moins dans les circonstances qui les avaient précédées, des états morbides intéressant l'appareil pleuro-pulmonaire. Il y signalait les quelques observations, encore rares, d'une nouvelle affection ostéo-articulaire classées à tort parmi celles de l'acromégalie, maladie que sa description détaillée avait nettement individualisée.

(1) *Revue de Médecine* : Janvier 1890. — *De l'ostéo-arthropathie hypertrophiante pneumique.*

Après l'examen de notre malade, les détails de l'observation se conformaient nettement à ceux qui avaient été notés par MM. Gouraud et Marie. Le rapprochement s'imposait, et, de fait, il s'agissait chez notre malade d'un nouveau cas de l'affection à laquelle, dans son mémoire, ce dernier auteur propose de donner le nom d'ostéo-arthropathie hypertrophiante d'origine pneumique.

La rareté des observations analogues et la bonne fortune que nous avons eue de trouver, quoique à un degré moins prononcé, les mêmes déformations chez un malade dont l'observation a été recueillie par notre ami Thérèse, interne de M. le Professeur Ball, nous ont engagé à en faire le sujet de notre thèse inaugurale.

A l'occasion de ce travail, qui marque la fin de nos études, l'heureuse coutume de remercier publiquement ceux qui nous ont guidés nous permet de témoigner notre gratitude profonde à tous nos maîtres : MM. les professeurs agrégés Périer et Rendu, dont nous avons eu l'honneur d'être l'externe, MM. A. Marchand, Guéniot, Budin, Sevestre, Champetier de Ribes, Auvard, que nous avons eus comme maîtres pendant notre internat.

L'affabilité et la bienveillance si longtemps prolongées de M. le professeur-agrégé Hallopeau, d'abord à l'hôpital Saint-Antoine, où nous avons été son externe, puis à l'hôpital Saint-Louis, où nous avons passé sous sa direction un an de notre internat, nous font un devoir bien doux de lui adresser particulièrement un bien sincère témoignage de notre reconnaissance.

Nous sommes heureux d'adresser à M. le professeur agrégé Chauffard, notre dernier maître dans les hôpitaux, nos remercîments trop faibles pour les bons conseils qu'il n'a cessé de nous donner en des circonstances particulièrement pénibles et pour les connaissances que, pendant cette année trop courte, nous avons acquises dans son enseignement si attrayant et si complet.

Que M. le professeur agrégé Marie, dont le nom reviendra si souvent dans cette étude qu'il a inspirée, accepte l'expression de notre vive reconnaissance pour les conseils qu'il nous a donnés, pour l'aimable empressement qu'il a mis à nous communiquer tous les documents qu'il possédait et à mettre à notre disposition les planches publiées dans son mémoire.

M. le Dr Rauzier, chef de clinique à la Faculté de Montpellier, a bien voulu nous communiquer son mémoire et les figures qui l'accompagnent avant leur publication : nous l'en remercions bien sincèrement.

M. le professeur agrégé Robin a bien voulu nous communiquer une partie de ses recherches si compétentes sur les modifications chimiques de la maladie osseuse de Paget : nous lui en sommes profondément reconnaissant.

L'analyse chimique que nous pouvons publier est due à l'extrême obligeance de M. Chabrié, chef de laboratoire à la Faculté, que nous sommes heureux de pouvoir remercier publiquement.

Nous devons à nos collègues des hôpitaux Thérèse et Dauriac une observation avec examen histologique très complète et les dessins inédits de ce travail : nous ne saurions trop les remercier de leur empressement.

Nous devons doublement remercier M. le professeur Hayem, dont nous avons pu apprécier les leçons si savantes dans le cours de l'année que nous avons passée dans son service en qualité d'interne provisoire. En acceptant la présidence de cette thèse, il nous fait un honneur que nous ne saurions oublier.

DES

DÉFORMATIONS

OSTÉO-ARTICULAIRES

CONSÉCUTIVES A DES MALADIES

DE L'APPAREIL PLEURO-PULMONAIRE

HISTORIQUE

La multiplicité des maladies où l'on peut observer des déformations articulaires est telle que le même nom a pu être appliqué à des affections d'origine et de nature très-distinctes. A cause de l'insuffisance des connaissances étiologiques et cliniques, on a rangé parmi les observations d'exostoses multiples, de rachitisme, d'ostéo-malacie, de rhumatisme chronique et déformant, des faits complètement étrangers à ces affections. La confusion a régné jusqu'ici parmi tous les faits dans lesquels l'augmentation de volume d'un certain nombre d'os constituait la lésion principale. C'est seulement dans ces derniers temps, que les règles générales qui président à la détermination du siège et de la forme des altérations osseuses systématisées ont été démontrées. Ainsi ont été individualisés les divers groupes d'ostéites ou d'ostéo-arthropathies auxquels sir James Paget, d'une part, a donné le nom d'ostéite déformante, M. Marie, d'autre part, celui d'acromégalie et d'ostéo-arthropathie hypertrophiante pneumique.

C'est cette dernière forme d'ostéopathie que nous nous proposons d'étudier ici.

Si des faits analogues à ceux que nous publions ont été observés antérieurement, il est à remarquer que la corrélation existant entre les manifestations articulaires et les affections pulmonaires et pleurales relevées dans les antécédents des malades a été méconnue jusqu'au travail de M. Marie. C'est à ce dernier auteur que revient le mérite d'avoir bien mis en lumière, dans son récent mémoire, la circonstance étiologique primordiale qui met à part les déformations observées chez nos malades.

L'honneur qui revient à M. Marie n'est pas seulement d'avoir donné un nom à une affection non décrite jusqu'ici, mais encore d'en avoir signifié les symptômes caractéristiques et indiqué la pathogénie probable, en faisant place, à côté du cas qu'il lui a été donné d'observer, à d'autres observations rangées à tort parmi les exemples d'affections toutes différentes telles que l'acromégalie, l'ostéite déformante de Paget, etc.

Les observations réunies à la fin de ce travail prouvent que cette affection a pu être observée presque en même temps par Erb, Friedreich, Saundby, Elliot, Fraentzel, Ewald, qui la décrivaient comme extraordinaire, ou la rangeaient à tort dans un groupe dont elle ne fait pas partie, ainsi que MM. Sollier, Marie et, d'après ce dernier, MM. Spillmann et Haushalter l'ont bien démontré.

Nous devons signaler, en outre, une excellente revue générale où M. Thibierge sépare nettement l'affection qui nous occupe des autres ostéopathies systématisées jusqu'ici décrites.

Si maintenant nous recherchons dans les travaux publiés jusqu'ici sur la nature et la pathogénie des déformations ostéo-articulaires dans les suites des maladies de l'appareil pleuro-pulmonaire, nous ne trouvons que peu de mots à ce sujet à propos des observations citées. Nous examinerons dans un chapitre spécial les théories émises jusqu'à ce jour pour expliquer les corrélations des déformations de l'appareil locomoteur avec les maladies antécédentes de l'appareil respiratoire.

Au moment où ce travail allait paraître, nous avons eu la bonne fortune de prendre connaissance, avant sa publication, du travail de M. Rauzier paru dans la *Revue de Médecine* de janvier 1891. Ce dernier auteur, en mettant à notre disposition les planches de son mémoire, a droit à une reconnaissance que nous sommes heureux de lui témoigner ici.

Gerhardt, en décembre 1890, publie dans la *Semaine médicale de Berlin* un cas d'acromégalie qui, selon nous, fait partie des ostéo-arthropathies hypertrophiantes.

Le mémoire de M. Marie a mis, paraît-il, dix mois à être connu en Allemagne, puisque M. Bamberger n'en a eu connaissance qu'au moment de sa dernière publication dans le *Zeitschrift fur Klinische Medicin* de décembre 1890. Nous sommes heureux d'avoir été plus favorisé et d'avoir pu lire le travail de M. Bamberger un mois après son apparition. Nous relatons dans notre travail le résumé des observations qu'il contient : les conclusions et réflexions théoriques nous en ont paru absolument calquées sur celles de M. Marie.

Ce travail comprendra cinq parties :

1° D'abord nous étudierons les symptômes de l'affection dénommée ostéo-arthropathie hypertrophiante ;

2° Dans un deuxième chapitre, nous la séparerons des maladies pouvant présenter avec elle des analogies d'aspect ;

3° Un troisième chapitre sera consacré à l'étude de l'étiologie de la nature et de la pathogénie ;

4° En quatrième lieu, nous en signalerons la marche, la durée, le pronostic ;

5° Nous établirons enfin l'état de nos connaissances sur l'anatomie et la chimie pathologiques.

SYMPTOMATOLOGIE

Dans toutes les observations que nous rapportons, la lésion caractéristique, c'est le volume considérable des extrémités; volume inusité, qui porte à la fois sur tous les tissus, mais principalement sur le tissu osseux. Dans les cas les plus prononcés, tels que celui qui fait le sujet de notre observation personnelle, il y a un retentissement de l'affection sur toutes les articulations des membres.

Mais de la lecture des observations résulte cette conclusion, que les déformations ou difformités observées portent toujours sur les mêmes parties du squelette. Chez tous les malades, et sensiblement dans le même ordre, toujours les mêmes segments sont atteints. Il y a une véritable systématisation des ostéo-arthropathies avec variations de volume individuelles. Les observations de l'ostéo-arthropathie hypertrophiante spéciale que nous avons en vue sont encore peu nombreuses, mais dans les cas qui sont rapportés l'affection est nettement partout la même. Nous trouvons toujours signalés la même augmentation de volume des mains et des pieds, avec prédominance sur les phalangettes, élargissement et courbure exagérée des ongles (doigts en baguette de tambour, doigts hippocratiques), les mêmes modifications du côté des articulations des membres : augmentation du volume, déformation, gêne des mouvements.

Nous ne saurions trop insister sur la constance aux mêmes points des mêmes déformations chez tous les malades observés. Ce caractère à lui seul pourrait servir à individualiser l'ostéo-arthropathie hypertrophiante.

En étudiant en détail chacun des caractères de l'état morbide qui nous occupe, nous relaterons, suivant leur fréquence, les symptômes communs relevés chez les malades; les symptômes inconstants seront signalés à part.

Les *mains* sont énormes, mais le volume exagéré affectant de préférence certains segments des extrémités supérieures amène sur celles-ci une déformation spéciale telle que dans, les observations allemandes, le terme « pattes » soit assez justifié et corresponde assez exactement à l'impression que produit la vue de cette difformité. Ce n'est pas à dire que la difformité rappelle la conformation des extrémités d'aucun animal, le mot ne voulant signifier que la conformation peu gracieuse de cette main étrange.

Considérée dans son ensemble, la main n'est pas allongée : au contraire, en totalité et dans chacun de ses segments (doigts, région métacarpienne, poignet), l'élargissement et l'épaississement dominent. Si on examine le membre supérieur du malade nu depuis le coude, on observe que la déformation commence à une distance de 8 à 15 centimètres au-dessus du poignet.

Au lieu de la diminution insensible de volume que l'on voit sur un sujet sain à partir du coude jusqu'au poignet,

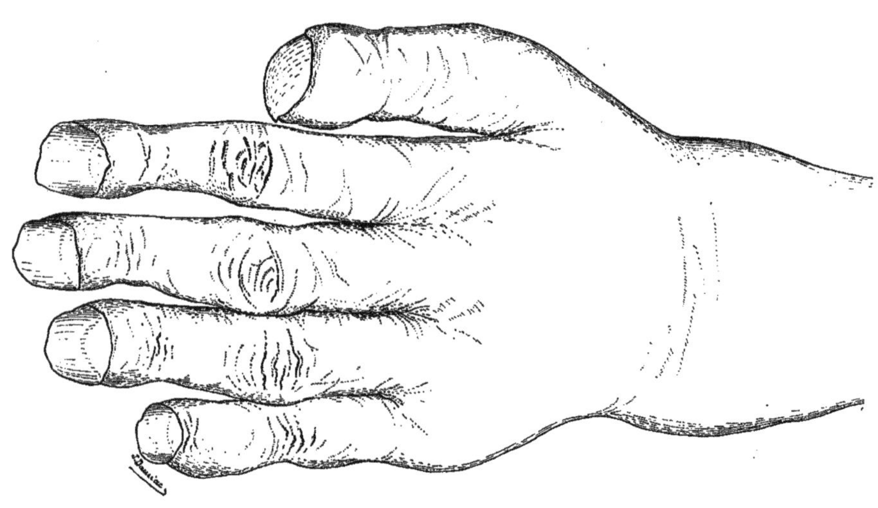

FIG. 1. — Main de Guy. (Obs. XII.)

il se fait, au niveau où commence la déformation, une augmentation de volume anormale qui se continue sur toute l'extrémité du membre avec des caractères particuliers que nous notons sur chaque segment.

Les *doigts* apparaissent surtout avec les modifications les plus nettes. Ils sont élargis, mais non pas uniformément en forme de saucisses, le renflement portant d'une façon particulière sur la phalangette, « qui, relativement, et parfois même réellement, est la plus hypertrophiée des trois ». Comme nous le verrons, les termes de « battant de cloche » ou de « baguette de tambour » réservés à la description des déformations digitales chez les tuberculeux s'appliquent ici avec une grande précision. Les *ongles* participent à cette déformation de la dernière phalange. Ils sont élargis, allongés et surtout, ce qui est caractéristique chez plusieurs de nos malades, recourbés, surtout dans leur direction verticale et horizontale, de façon que leur profil donne avec la pulpe du doigt le contour d'une tête de perroquet avec son bec recourbé, et qu'ils recouvriraient l'extrémité du doigt, si leur accroissement n'était limité artificiellement.

Tous les ongles ont leur largeur augmentée et sont très bombés, présentant une tendance à prendre une forme circulaire et presque « en verre de montre ». Cette disposition était très nette dans les observations XI, XII, XIII et XIV. M. Marie a le premier employé cette comparaison de l'ongle avec un verre de montre : aucune expression ne rend plus frappante à l'esprit cette modification de l'organe, qui se présente en effet à la vue comme un segment de sphère appliqué sur la face dorsale du doigt et le débordant presque de tous côtés.

Les ongles, outre cette tendance à l'élargissement qui contribue, jointe à leur courbure de haut en bas à leur donner l'aspect de *verre de montre*, présentent le plus sou-

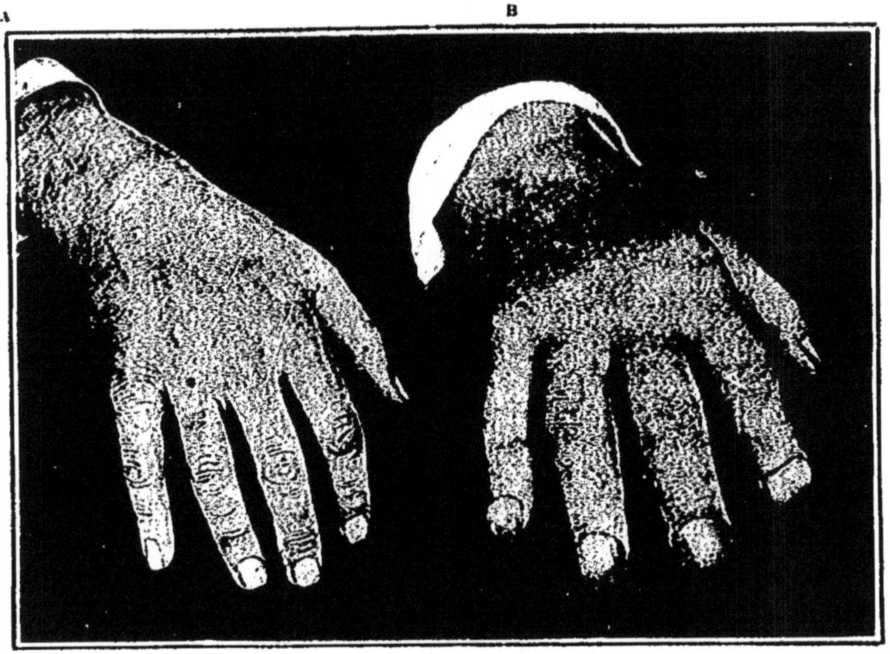

Fig. 2. — Main du malade de MM. Spillmann et Haushalter comparée avec celle d'un adulte sain de même taille.

vent une inclinaison particulière que nous voyons signalée dans les mêmes observations : si on regarde le doigt tenu horizontalement, la face dorsale en haut, on voit que l'extrémité postérieure est située sur un plan notablement plus élevé que l'extrémité libre de l'ongle. La différence de niveau peut atteindre et même dépasser pour certains doigts 5 à 6 millimètres, et il en résulte une obliquité très marquée de l'ongle de haut en bas et d'arrière en avant.

D'autre part, par suite de l'élargissement de l'ongle, les bourrelets cutanés qui normalement recouvrent les bords latéraux de l'ongle (lit de l'ongle), jusqu'au point où celui-ci quitte la matrice, se trouvent, chez les malades, recouverts par lui plusieurs millimètres avant son extrémité libre.

La courbure verticale, exagérée par elle-même, le semble encore plus du fait de l'élévation de la partie supérieure de l'ongle au-dessus du plan de l'extrémité libre.

Les ongles sont amincis et plus flexibles qu'à l'état normal, surtout dans le sens transversal. On s'en rend compte en serrant, comme pour les rapprocher entre eux, les deux bords latéraux d'un ongle.

La partie supérieure de l'ongle, qui se trouve masquée par le repli cutané de sa base, fait sous celui-ci une saillie considérable; lorsqu'on imprime des mouvements à l'extrémité libre, on fait basculer l'extrémité cachée, dont on peut facilement constater les limites.

Il faut en outre signaler la striation longitudinale très accentuée des ongles et leur tendance à se fendre ou à éclater suivant leur longueur.

A travers l'ongle, on aperçoit la coloration normale du lit de l'organe, qui, dans certains cas, contraste avec la peau bistrée de la face dorsale de la main.

Le battant de cloche est constitué à la fois par l'augmentation de l'extrémité des doigts à la face dorsale et à la face palmaire; mais l'hypertrophie de la pulpe digitale est dans quelques cas rendue moins évidente par l'hyperextension de la dernière phalange notée chez quelques malades. On la rend plus nette en faisant chez ces sujets fléchir légèrement les doigts. Chez notre malade, il y avait presque subluxation en arrière de la troisième phalange sur la seconde.

Les première et deuxième phalanges sont augmentées de volume, mais dans des proportions beaucoup moins considérables que la phalangette. Nous verrons au diagnostic l'importance de cette différence d'augmentation. Les doigts ne sont plus cylindriques, mais, au contraire, en apparence rétrécis à leur base et renflés à l'extrémité.

La région *carpo-métacarpienne* de la main paraît au contraire avoir subi une augmentation de volume moins considérable, sauf un peu d'hypertrophie des têtes des métacarpiens. Il y a un réel contraste entre les deux segments extrêmes du membre.

Au *poignet*, au contraire, reparaît la difformité. Par rapport à l'avant-bras comme à la région de la main, cette partie a subi un élargissement constant.

La déformation paraît aussi évidente en largeur qu'en épaisseur, l'extrémité inférieure des deux os de l'avant-bras se renflant assez brusquement, et faisant saillie au-dessus de la main, qu'ils débordent par les bords de la surface articulaire. Dans les cas les plus prononcés, le poignet est plus volumineux que l'avant-bras, même au voisinage du coude.

Les déformations du *membre inférieur* sont de tout point analogues à celles que l'on observe sur le membre supérieur.

Au *pied*, les *orteils* sont, comme les doigts, légèrement allongés; mais l'élargissement prédomine, ce dernier s'observant avec son maximum d'intensité au niveau de la phalangette. Le *gros orteil* subit la plus grande modification, si on le compare aux autres. Sa deuxième phalange représente bien la grosse extrémité du *battant de cloche*. Il en est de même pour les troisièmes phalanges des autres orteils, mais à un degré moins prononcé.

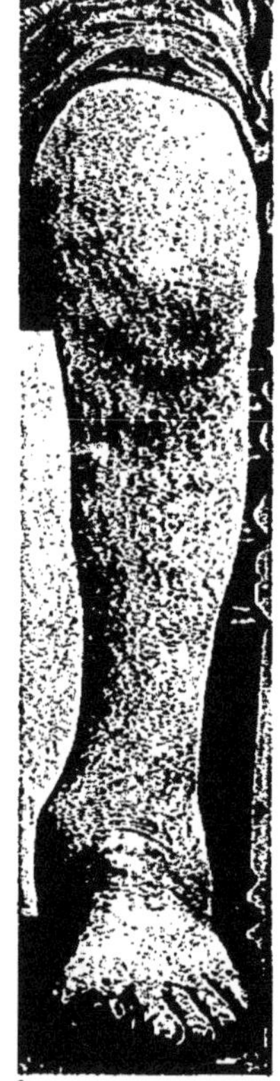

Fig. 3. — Jambe et pied de B..., malade de MM. Gouraud et Marie.

Les *ongles*, comme à la main, sont énormes et recourbés. Rarement ils sont épaissis. Ils se montrent striés en long, mais la protection de la chaussure fait que sur eux l'éclatement n'est le plus souvent pas noté.

De même que pour la main proprement dite, la région tarso-métatarsienne est celle qui semble le moins modifiée par le changement de volume du pied tout entier. Cependant, dans notre obervation personnelle, elle apparaissait augmentée de volume, tant à cause de l'infiltration du tissu cellulaire du dos du pied (probablement sous l'influence de la déclivité) qu'à cause de l'hypertrophie osseuse. Dans les cas où cet œdème n'a pas été noté, il n'est pas moins acquis cependant que les dimensions normales sont dépassées, surtout au niveau des articulations métatarso-phalangiennes. Le tableau des mensurations annexé au chapitre des observations rendra évidentes ces dimensions exagérées.

Plus encore qu'au poignet, ainsi que l'on peut en juger par les photographies et les dessins ci-joints, les déformations articulaires sont évidentes sur l'articulation tibio-tarsienne. En raison de la conformation de l'article, ce n'est plus dans le sens antéro-postérieur que l'augmentation de volume porte surtout ses effets, mais dans le sens transversal, et les deux *malléoles* débordent de chaque côté la région tarsienne sous-jacente. Néanmoins tous les diamètres de l'articulation ont subi un accroissement. Non seulement la cheville déborde le pied (exagération d'un phénomène normalement observé), mais elle est aussi manifestement plus considérable que la partie moyenne de la jambe. On a de ce fait, dans certaines observations, comparé l'apparence pathologique de ces membres inférieurs avec le pied d'un éléphant.

Cependant, dans certains cas les déformations ont paru moins appréciables au pied qu'à la main.

Dans cette augmentation de volume, quelle est la part de chacun des tissus? La seule observation suivie d'autopsie que nous possédions nous renseigne à ce sujet, sans que nous puissions en généraliser les conclusions; mais tous les auteurs sont d'accord pour affirmer que dans la production de l'hypertrophie la plus grande part revient à l'élément osseux. Cliniquement, la facilité qu'a l'observateur d'explorer les os en des points normalement accessibles permet de dire que leur accroissement est le principal facteur de l'hypertrophie du membre. Néanmoins il est à noter que les parties molles suivent cet accroissement, la peau elle-même augmentant quelquefois d'épaisseur au niveau des articulations atteintes.

Pour la main comme pour le pied, quelques auteurs ont signalé, comme dans notre observation, un empâtement œdémateux autour des articulations radio-carpienne et tibio-tarsienne.

Au premier aspect des malades, l'énormité des extrémités paraît constituer la seule altération du squelette; mais, si on examine plus attentivement les malades, l'augmentation de volume d'autres os est bientôt rendue évidente. Les altérations s'atténuent visiblement à mesure que l'on examine des parties de plus en plus voisines du tronc. Sur quelques os, la diaphyse est hypertrophiée sur la totalité ou une partie de son étendue, mais c'est toujours au niveau des articulations que le développement osseux est le plus marqué. On peut retrouver la trace de ce développement anormal sur tous les os longs, et plus spécialement sur les extrémités articulaires de ceux-ci. Mais l'observation ici encore révèle des altérations moins prononcées à la racine des membres qu'au niveau des segments périphériques. Le *cubitus*, le *radius*, le *tibia*, le *péroné* sont plus atteints par le processus hypertrophique que le fémur et l'humérus.

Parmi les os du tronc, un certain nombre de ceux qui sont accessibles à l'exploration sont également modifiés dans leur volume : l'épaississement des *clavicules*, surtout dans leur extrémité acromiale, a été signalé par plusieurs auteurs. Pour les autres os, les changements de volume sont moins appréciables à l'examen clinique. Aucun symptôme de compression ne révèle l'augmentation de volume de *l'os iliaque;* les crêtes sont cependant quelquefois épaissies, la hauteur du pubis n'a pas subi de changement notable.

L'*omoplate* ne paraît augmentée de volume qu'au niveau de l'épine, et aussi au niveau de l'extrémité qui fait partie de l'articulation de l'épaule.

Dans plusieurs observations on trouve le *sternum* large et massif; dans d'autres cas, comme le nôtre, les difficultés de l'exploration empêchent de rien affirmer à cet égard.

Les *côtes* peuvent être considérées comme élargies, quelquefois renflées à leur extrémité supérieure.

Pour les *vertèbres*, la vérification de l'hypertrophie signalée par quelques auteurs est assez difficile à faire sur le vivant. Une modification du rachis qui paraît plus qu'une circonstance coïncidente est la *cyphose*, quelquefois très prononcée, mais pouvant aussi faire défaut. Si elle n'est pas notée dans la plupart des observations, c'est que son apparition tardive, plusieurs années après le début des autres déformations osseuses, a pu ne pas être encore apparente au moment où les divers malades étaient observés.

Le siège de cette courbure anormale du rachis semble constant, et on la note, quand elle existe, au niveau des *régions dorsale inférieure et lombaire.*

A cette *cyphose* peut se joindre un certain degré de scoliose. Chez notre malade, cette déviation latérale du rachis n'est peut-être pas due uniquement à l'altération des os, mais aussi à la rétraction de tout le côté droit

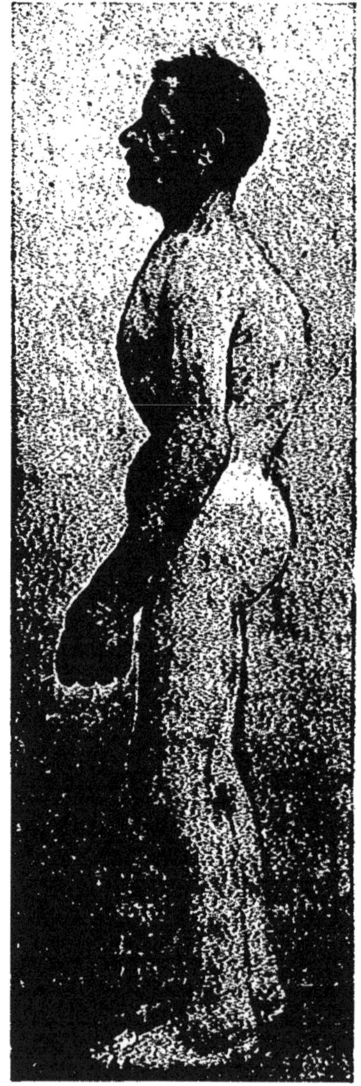

Fig. 4. — Profil du malade (obs. IX).

de la paroi thoracique (côté de la pleurésie purulente).

Les déformations rachidiennes produisent une diminution de la taille, diminution en rapport avec le degré de la courbure de la colonne dorso-lombaire ; mais cette diminution est le plus souvent peu prononcée.

D'autre part, les courbures anormales du rachis se montrent sur un point si bas que le retentissement en est peu prononcé sur la conformation du thorax, c'est pourquoi l'altération de celui-ci est rarement notée dans les observations.

La *matité rétro-sternale* signalée chez les deux malades de Erb et sur le malade de Ewald n'a pas été notée par la plupart des auteurs. D'après Ewald, elle correspond à un amas de ganglions tuméfiés du médiastin.

Autre circonstance importante au point de vue du diagnostic : les os de la *face* et du *crâne* ne semblent pas modifiés, au moins d'une façon appréciable, sauf peut-être le maxillaire supérieur. Dans les cas où cet os est altéré, les déformations consistent en un épaississement marqué du bord alvéolaire et des extrémités postérieures de ce bord, et le tout détermine un escarpement très net de la voûte palatine. Le *maxillaire supérieur* seul est atteint, le maxillaire inférieur est indemne.

Nous avons déjà parlé des déformations osseuses et des modifications des parties molles au voisinage des articulations. Ces modifications articulaires et périarticulaires ont d'abord pour effet d'augmenter le volume de toutes les jointures. Nous avons signalé le volume anormal, surtout apparent au niveau des poignets et des articulations tibio-tarsiennes; de même, mais d'une façon moins choquante, à cause de la plus grande gracilité des parties, on le retrouve au niveau des articulations métacarpo et métatarso-phalangiennes et des articulations phalangiennes entre elles. Les *coudes* et les *genoux* sont également déformés; l'exagération de la dimension des *rotules* est surtout appréciable. Il est probable que la cyphose décrite plus haut est, partiellement au moins, sous la dépendance de lésions des articulations intervertébrales.

Indépendamment du volume et de la déformation des extrémités articulaires, un autre symptôme important indique la participation des jointures au processus morbide : c'est la gêne de leurs mouvements actifs et la limitation de leurs mouvements passifs. Les malades sont en effet particulièrement maladroits de leurs mains, cette maladresse étant due surtout à l'impotence fonctionnelle des extrémités. Que l'on commande aux malades de serrer les mains qu'on leur tend, le commencement de l'effort semble assez énergique, mais la pression est de moins en moins forte à mesure que la main se ferme. On sent que l'effort persiste, mais un obstacle (les déformations osseuses de l'articulation) vient imposer une limite à l'application énergique de la pulpe des doigts contre la paume de la main.

Peut-être, dans certains cas, se joint-il un certain degré de parésie musculaire atrophique.

Les *coudes* présentent d'une façon permanente un degré plus ou moins prononcé de flexion; leur extension complète est impossible; de même pour les genoux. Notre malade marche les genoux légèrement fléchis. Quelquefois les mouvements des épaules et des hanches sont entravés.

Comme dernier symptôme articulaire, signalons les *douleurs :* douleurs articulaires typiques, puisque les observations de quelques cas sont décrites comme ayant été précédées de poussées de rhumatisme. Chez notre malade, les douleurs sont plutôt péri-articulaires, et provoquées par l'exploration; chez d'autres, ces douleurs ont fait défaut.

Un caractère commun à plusieurs observations de ces ostéo-arthropathies, c'est d'avoir évolué par *poussées* accompagnées de gonflement plus prononcé, et suivies d'une phase de régression temporaire, mais n'allant pas cependant jusqu'au retour complet au volume normal des articulations atteintes.

L'observation de certaines particularités chez les malades par les différents auteurs a donné lieu à la description de symptômes variés et plus ou moins disparates du côté des appareils autres que les articulations; quelques-uns de ces symptômes se sont montrés communs à plusieurs malades, et pourront augmenter de valeur diagnostique à mesure qu'on les rencontrera, si les observations se multiplient.

A la face, on a signalé le volume un peu marqué du *nez*, surtout vers son extrémité. Cet organe est assez souvent le siège de varicosités plus ou moins développées qui lui donnent une coloration rouge manifeste. Plus rarement, on a vu l'allongement avec épaississement des paupières et des oreilles.

La peau de la face présente une dilatation considérable des orifices des glandes sébacées. Au niveau des phalangettes, sur la face dorsale des doigts, on remarque une *sudation* exagérée, de telle sorte que l'on voit sourdre à ce niveau de petites gouttelettes de sueur. Cette sudation peut s'observer sur d'autres parties du corps. La peau, celle des jambes notamment, présente des lésions variées que l'on peut considérer comme des troubles de nutrition; telles sont : l'*eczéma*, l'*ichthyose* (Sollier); les *troubles pigmentaires* (Saundby), que nous avons également observés chez notre malade; les *nodules aplatis* de nature indéterminée (Elliot).

Les lésions des artères, des veines, des capillaires, quand il en existait, nous ont paru être des phénomènes coïncidents, sans rapport appréciable avec l'affection qui nous occupe.

Du côté de l'appareil digestif, M. Marie a noté un appétit anormal conduisant à une *polyphagie* très marquée ; d'autres auteurs, en l'absence des autres symptômes du diabète et du sucre dans l'urine, ont trouvé chez leurs malades une *polydipsie* datant quelquefois de plusieurs années. Dans quelques-uns de ces cas, la dentition était mauvaise.

L'examen des urines, que nous avons pratiqué à plusieurs reprises, nous a donné des résultats variant à chaque examen. Friedreich-Erb et Saundby avaient noté une abondance relative des phosphates, et l'urine était alcaline.

Nous avons trouvé chez notre malade quelques-uns des troubles de la sensibilité que M. Sollier avait déjà signalés engourdissements, sensation de cuisson, diminution de la sensibilité en certains points, hyperesthésie en d'autres). S'agit-il là d'un symptôme à rechercher, ou s'agit-il, comme le croit M. Marie, de phénomènes surajoutés? Le petit nombre d'observations ne nous permet pas de conclure.

Les organes des sens sont indemnes de toute altération, sauf les yeux : on trouve, en effet, quelquefois une diminution de l'acuité visuelle. Dans plusieurs observations on trouve noté l'épaississement des paupières qui semblent trop grandes pour recouvrir le globe oculaire.

Les réflexes rotuliens sont quelquefois absents (Saundby, Gouraud-Marie), quelquefois exagérés (Sollier). Mais, dans l'appréciation de la réflectivité, il y a lieu de faire entrer en ligne de compte la gène mécanique des mouvements articulaires et la déformation du genou qui peut avoir modifié les rapports anatomiques du tendon rotulien.

En résumé, l'affection que nous décrivons se présente caractérisée par des déformations osseuses et articulaires symétriques et localisées électivement sur les extrémités osseuses, laissant indemnes les os du crâne et de la face, sauf parfois le maxillaire supérieur.

Les déformations peuvent également se montrer, mais d'une façon moins apparente, sur les extrémités osseuses qui concourent à former les grandes articulations et sur les os du tronc. Mais les os des extrémités présentent toujours chez le même sujet les altérations de forme les plus évidentes. Les tissus péri-articulaires participent, mais pour une part plus faible, à l'augmentation de volume des parties atteintes. Les os surtout paraissent modifiés dans cet état morbide.

Le changement de volume des extrémités osseuses donne au membre dans son ensemble un aspect déformé; mais il est à remarquer que, prise séparément, chaque partie (sauf les doigts) augmente de volume, et ne peut être considérée que comme un gros poignet, un gros tarse, un gros coude, toutes les proportions étant conservées.

La forme des parties prises isolément n'est pas modifiée, et, à part le volume exagéré, les segments hypertrophiés des membres malades sont tous reconnaissables. L'augmentation est régulière, et il y a hyperostose sans difformité osseuse, les rapports des saillies épiphysaires restant comparables à ceux d'un os sain.

Nous devons signaler quelques symptômes négatifs qui seront complétés plus à propos dans le chapitre du diagnostic : nous voulons parler de l'absence de céphalée, de l'absence du prognatisme, de l'absence des troubles oculaires, enfin de l'absence de modifications des organes génitaux.

Les *symptômes généraux* varient d'intensité et de gravité, et ce fait s'explique assez aisément par la différence dans la nature et la rapidité d'évolution de l'affection primitive. L'ostéo-arthropathie n'est pas une maladie, c'est un état morbide survenant dans le cours d'une affection antérieure et les symptômes généraux sont tous sous la dépendance de cette affection première. On comprendra dès lors la différence des signes généraux présentés par les différents patients, les uns condamnés à un affaiblissement rapide par le fait de la suppuration d'une pleurésie purulente ou de l'évolution d'une tuberculose pulmonaire, les autres conservant plus ou moins longtemps leurs forces, ne présentant que des lésions de bronchite chronique ou de dilatation des bronches.

Quoi qu'il en soit, des troubles de cachexie font cortége le plus souvent à la déformation des articulations et, soit que l'ostéo-arthropathie joigne ses effets cachectisants à ceux de l'affection causale, soit que, par sélection, elle ne se montre que chez des sujets condamnés à une déchéance rapide, nous voyons que, dans une grande majorité des cas connus, la perte du poids et des forces est un fait d'observation : la mort est survenue assez rapidement dans trois des observations.

DIAGNOSTIC

Si on se rappelle les déformations typiques et à localisations électives de l'ostéo-arthropathie hypertrophiante telles que nous les retrouvons dans les observations et sur les figures et photographies, il sera facile d'éviter toute erreur de diagnostic et de reconnaître de nouveaux exemples de cette affection. Quelques maladies osseuses et articulaires, comme nous l'avons dit, peuvent cependant présenter des points de ressemblance avec l'affection que nous décrivons, puisque, dans le cadre de ces maladies, nous avons pu trouver des observations qui, selon nous, y ont été à tort introduites. D'autre part, c'est en partie pour distraire de l'acromégalie des observations qui n'en faisaient pas partie en réalité que M. Marie a publié son intéressant mémoire.

Aussi rappellerons-nous les différences qui séparent l'ostéo-arthropathie hypertrophiante des affections que certaines analogies d'apparence peuvent en faire rapprocher.

En étudiant le diagnostic de ces affections, nous compléterons le tableau des signes négatifs de l'ostéo-arthropathie hypertrophiante

A cause de la description récente du type acromégalique, l'erreur a été commise, facilement explicable du reste, qui consistait à ranger parmi les exemples d'acromégalie des observations que l'étude clinique plus approfondie devait en séparer plus tard.

Dans l'observation reproduite plus loin, publiée à la fois à la Société des médecins de la Charité de Berlin et dans la *Semaine médicale de Berlin*, M. Gerhardt rapporte un nouveau cas d'ostéo-arthropathie hypertrophiante. Si, dans cette dernière publication accompagnée de commentaires, il conteste l'utilité d'une subdivision dans la description de l'acromégalie, il convient, au contraire, dans la première communication, qu'il n'a pas encore vu d'acromégalie vraie. Il faut, en effet, croyons-nous, ne pas avoir vu les deux types décrits et différenciés par M. P. Marie pour être tenté d'en faire deux variétés d'une seule et même maladie. D'après les symptômes notés, l'observation rapportée par Gerhardt ne doit pas avoir pour titre : « Un cas d'acromégalie », mais celui-ci : « Un cas d'ostéo-arthropathie hypertrophiante pneumique ». L'auteur lui-même convient que l'observation qu'il rapporte présente bien plus exactement les caractères de cette dernière affection que ceux de la première.

A ne s'en rapporter qu'à l'augmentation de volume des extrémités sans étudier les détails de cette hypertrophie, il pouvait sembler judicieux de considérer comme des acromégaliques les malades atteints d'ostéo-arthropathie hypertrophiante. Aussi insisterons-nous d'abord sur les caractères différentiels des deux affections.

Nous passerons ensuite en revue les affections avec lesquelles l'ostéo-arthropathie hypertrophiante présente des analogies, affections qui ont été ou qui pourraient être confondues avec elle.

L'acromégalie est bien connue depuis le mémoire de M. Marie et la thèse de M. Souza-Leite qu'il a inspirée : aussi peut-on s'étonner que la confusion ait pu se produire, tant les différences avec le type morbide que nous décrivons sont considérables. Les deux états pathologiques diffèrent à la fois par leur nature et par leurs manifestations. Tandis que l'acromégalie se montre avec un caractère de spontanéité qui en fait une entité morbide autonome, l'ostéo-arthropathie hypertrophiante, dans le plus grand nombre des cas, ne se montre que dans le cours d'une affection antécédente, qui est la condition essentielle de son apparition et sans laquelle il n'y aurait pas lieu de l'observer.

Si nous examinons maintenant les manifestations de l'acromégalie, nous constatons une série de symptômes qui sont bien distincts de ceux de l'ostéo-arthropathie hypertrophiante, ou qui font défaut dans ce syndrôme clinique secondaire.

Sur l'extrémité céphalique de l'acromégalique, volumineuse par suite du développement excessif du squelette et des parties molles, nous trouvons la face ayant subi un allongement qui accentue l'ovale qu'affecte cette partie chez un individu sain ; le nez est la partie de la face qui a subi les plus grandes modifications. Bien que celles-ci se rencontrent dans les deux états morbides que nous séparons, l'augmentation de volume du nez, dans l'acromégalie, atteint des proportions qui ne peuvent être comparées aux dimensions légèrement exagérées du nez des malades que nous avons observés. Dans l'acromégalie, le maxillaire inférieur présente des dimensions exagérées avec ouverture considérable de l'angle de la mâchoire. De ce fait résulte un défaut d'adaptation des deux arcades dentaires supérieure et inférieure, celle-ci se trouvant sur un plan antérieur : ce caractère important, qui donne lieu à l'allongement de la face et à la saillie du menton connue sous le nom de prognatisme, suffirait par son absence à assurer le diagnostic. L'augmentation de volume des lèvres, surtout de l'inférieure, de la langue, du cou, du larynx et les troubles fonctionnels concomitants de la parole, de la mastication et de la déglutition, qui manquent dans nos observations, sont des symptômes constants de la maladie de M. Marie. Au contraire, les déformations du maxillaire supérieur avec épaississement du bord alvéolaire et des extrémités de ce bord, avec escarpement de la voûte palatine, qui du reste ne sont pas notés dans toutes nos observations, font défaut chez les acromégaliques. L'augmentation de volume des oreilles, variable suivant les cas observés, est encore un symptôme appartenant à l'acromégalie.

Le crâne normal dans l'ostéo-arthropathie peut présenter dans l'acromégalie des dilatations des sinus frontaux, des crêtes osseuses au niveau des sutures crâniennes.

La déviation de la colonne vertébrale peut faire défaut chez nos malades. Quand elle se montre, il semble que ce soit à une période avancée de la maladie, et son siège est dorso-lombaire. La cyphose, au contraire, est constante chez les acromégaliques, elle est cervicale et dorsale supérieure: de plus, la courbure du rachis a dans cette affection un rayon beaucoup plus court, ce qui donne à la déformation une accentuation très nette sans que la déviation soit jamais angulaire. Cette cyphose a pour effet d'empêcher la rectitude de la tête : celle-ci penche et est inclinée en avant, paraissant s'enfoncer entre les deux épaules. Chez les mêmes malades, on peut noter une lordose inférieure compensatrice de la déviation supérieure du rachis, souvent aussi une scoliose à concavité tantôt droite, tantôt gauche.

Le thorax, en raison du siège de la déviation vertébrale, est altéré dans sa conformation chez les acromégaliques, tandis que dans l'ostéo-arthropathie hypertrophiante, la déclivité de la cyphose n'a que peu d'influence sur les déformations du squelette de la partie supérieure du tronc. Aussi n'observe-t-on que rarement dans cette dernière affection des changements de forme de la cage thoracique; l'aplatissement latéral et la saillie du sternum restent des signes caractéristiques de l'acromégalie ; et cependant, dans l'un et l'autre cas, les os du thorax ont individuellement subi des modifications d'épaisseur assez considérables.

La matité rétro-sternale est également un symptôme commun, mais inconstant.

Pour les extrémités, les mains proprement dites seules sont augmentées de volume, tandis que dans l'ostéo-arthropathie hypertrophiante l'accroissement porte aussi sur les extrémités inférieures des os de l'avant-bras. De plus, les mains, grosses dans le premier cas, le sont dans leur totalité, et tous les segments de la main sont accrus dans leurs dimensions; dans le second cas, l'augmentation de volume se montre électivement sur les extrémités des métacarpiens et surtout sur la troisième phalange des doigts.

Les doigts sont peut-être un peu allongés dans l'ostéo-arthropathie hypertrophiante, mais l'élargissement l'emporte sur l'allongement. La première phalange du médius, par exemple, peut atteindre 10 centimètres de circonférence, dépassant ainsi de 1 centimètre la plus grande circonférence de médius observée dans l'acromégalie. « La forme des doigts dans l'ostéo-arthropathie hypertrophiante présente ceci de particulier que la dernière phalange, la phalangette, se renfle considérablement, et devient bulbeuse à tel point que c'est cette dernière phalange qui relativement, et parfois même réellement, est la plus hypertrophiée des trois. Aussi les doigts prennent-ils l'aspect dit en *baguette de tambour* (ou en *battant de cloche* pour le pouce), ce qui n'a jamais lieu pour l'acromégalie, où les proportions de chacun des segments digitaux sont très bien conservées. » (Marie.) De cette hypertrophie plus accentuée de la dernière phalange résulte ce fait que, malgré l'augmentation de volume des deux premières phalanges, celles-ci, comparées à la première, semblent normales; comparée au contraire aux phalanges d'une main saine, l'augmentation de volume apparaît avec sa plus grande exagération sur le dernier segment des doigts. Si l'on met à côté l'un de l'autre deux doigts, l'un d'acromégalique, l'autre d'un malade atteint d'ostéo-arthropathie hypertrophiante, aucune comparaison ne semblera pouvoir être établie entre les gros doigts cylindriques du premier et les gros doigts renflés à leur extrémité du second.

Le rapport qui existe entre les dimensions des ongles et celle de l'extrémité des doigts est inverse dans les deux états pathologiques.

Rien ne rappelle chez les acromégaliques le bec de perroquet ou le verre de montre décrits plus haut. Aplatis, élargis, d'autres fois presque perdus au milieu des parties molles du doigt, et trop courts, en apparence, pour les phalanges massives qu'ils ont à protéger chez les acromégaliques, ils se recourbent à la fois en longueur et en largeur, de façon qu'ils recouvrent en partie l'extrémité des doigts chez les autres malades. Un autre caractère tiré de la comparaison des ongles viendra appuyer la différence qui existe entre ces deux espèces de doigts. Nous avons signalé dans la symptômatologie de l'ostéo-arthropathie hypertrophiante cette tendance de l'ongle à envahir et à recouvrir les parties molles formant les bourrelets latéraux qui l'accompagnent jusqu'au moment où il n'adhère plus à la matrice. La disposition inverse se rencontre dans l'acromégalie, où l'ongle semble et est petit, presque perdu entre les bourrelets latéraux gonflés.

Dans l'acromégalie n'existe pas non plus cette déformation si curieuse qui porte la partie supérieure des ongles d'une main placée horizontalement sur un plan notablement supérieur à celui de l'extrémité libre, fait qui exagère encore la courbure verticale des ongles : la flexibilité des ongles est également moindre dans l'acromégalie.

La région carpo-métacarpienne énorme, et peut-être plus encore augmentée de volume que les doigts dans l'acromégalie, ne s'éloigne pas très sensiblement des dimensions de la même région d'une main normale dans l'ostéo-arthropathie hypertrophiante : au lieu des grosses mains en battoir des acromégaliques, nous observons chez nos malades de grosses mains déformées.

Pour le troisième segment de la main, le poignet, écrit justement M. Marie, parlant de l'ostéo-arthropathie hypertrophiante, « l'élargissement saute aux yeux : on voit « l'extrémité inférieure des deux os de l'avant-bras se « renfler d'une façon brusque et faire une énorme sail- « lie au-dessus de la main. Ce renflement a lieu aussi « bien dans le sens latéral que dans le sens transver- « sal : la partie inférieure de l'avant-bras se trouve « ainsi être plus grosse que la partie moyenne et même « que la partie supérieure située juste au-dessous du « coude. En outre, les poignets sont manifestement dé- « formés.....

« Dans l'acromégalie, rien de semblable. Si, chez cer- « tains sujets, le poignet est plus gros que chez un indi- « vidu normal, c'est d'une façon tout à fait proportion- « nelle à la grosseur du membre supérieur ; il n'existe à « ce niveau aucune saillie, aucun élargissement brusque, « en un mot, aucune déformation. D'ailleurs, cet élar- « gissement n'est jamais aussi prononcé. »

De plus, le bras et l'avant-bras ont des dimensions normales, tandis que les coudes et les épaules peuvent se montrer déformés à un degré variable dans l'ostéo-arthropathie hypertrophiante.

Telles sont les différences pour les membres supérieurs dans les deux affections. Nous serons plus bref pour les membres inférieurs, où elles se reproduisent d'une façon analogue.

Les orteils, dans l'acromégalie, ont des dimensions générales excessives : ils ne sont pas déformés, mais gigantesques. Les pieds sont plats. La partie inférieure des jambes, surtout les malléoles, peut augmenter de volume, mais jamais autant que les pieds. Dans l'ostéo-arthropathie hypertrophiante, au contraire, l'apparence en battant de cloche est plus accusée aux orteils qu'aux doigts de la main : les ongles, énormes, présentent une courbure très marquée.

La déformation des malléoles par rapport au pied est comparable à celle du poignet par rapport à la main.

Il n'est pas jusqu'aux symptômes subjectifs (céphalées, peu de retentissement douloureux dans l'acromégalie) qui ne puissent servir à différencier les deux états morbides.

L'acromégalie peut s'observer chez la femme ; jusqu'ici des hommes seuls se sont montrés atteints d'ostéo-arthropathie hypertrophiante.

Les lésions d'hypertrophie du corps pituitaire ont assez fréquemment, dans l'acromégalie, amené, par compression du chiasma. une série de troubles oculaires : affaiblissement de la vue, cécité ultime, douleurs oculaires et péri-oculaires, rétrécissement prononcé et irrégulier du champ visuel, myosis, exophtalmie, hémianopsie, qui ne se manifestent pas dans l'affection qui nous occupe.

Les **acromégalies partielles** de certains auteurs, qui, à notre avis, ne méritent pas ce nom et ne peuvent à aucun titre être rapprochées de « l'acromégalie », consistent en une hypertrophie considérable de toute une moitié du corps, hypertrophie unilatérale homonyme ou croisée (membres inférieurs d'un côté, membres supérieurs et face de l'autre), hypertrophie d'une seule main, d'un seul pied, d'un seul doigt, d'un seul orteil. Il n'y a évidemment pas là de confusion à faire avec une maladie généralisée, et en tous cas et surtout absolument symétrique comme l'ostéo-arthropathie hypertrophiante.

Une affection rare, l'**érythromégalie**, ou paralysie vasomotrice des extrémités, se distinguera facilement de l'ostéo-arthropathie hypertrophiante. Pour ne signaler que les symptômes importants qui appartiennent en propre à l'érythromégalie, signalons : la coloration rougeâtre, avec taches livides, des mains et des doigts, les douleurs et l'engourdissement que l'on peut voir remonter au bras et jusqu'à l'épaule; quelquefois un léger degré de cyphose de la partie supérieure du rachis, le volume des doigts plus grand à leur base qu'à leur extrémité, aussi bien aux membres supérieurs qu'aux membres inférieurs, l'insensibilité cutanée des derniers segments des membres et une diminution prononcée de la notion de la position que l'on donne aux mêmes segments.

Ostéiste déformante de Paget. — Les observations de l'ostéite déformante de sir James Paget se sont multipliées, tant en France qu'à l'étranger, depuis les descriptions faites par cet auteur. M. Georges Thibierge, dans une excellente monographie, a discuté la valeur des observations publiées sous cette dénomination. Grâce à la critique des faits publiés jusqu'ici, il a pu distraire de ce syndrôme, bien net maintenant, un certain nombre d'observations parmi lesquels on trouve un cas de l'ostéo-arthropathie hypertrophiante que nous décrivons; nous voyons qu'on peut l'en distinguer par les caractères suivants :

Dans l'ostéite déformante de Paget, les os longs des membres, du tronc et les os de la tête ont subi une augmentation considérable de volume et une incurvation notable, les deux altérations de forme donnant aux malades une attitude particulière; les fémurs et les tibias sont fortement courbés en avant. A cause de cette conformation vicieuse, les genoux et les pieds sont écartés; quelquefois les jambes sont croisées en X. Le tronc et le cou sont aussi fortement fléchis en avant, par suite de lésions rachidiennes; on observe, à cause de la soudure et de l'hypertrophie des côtes, une modification de la respiration qui se fait presque exclusivement par le diaphragme.

L'abdomen, aplati transversalement, déborde le thorax qui est resserré.

La diminution de la taille du fait des lésions rachidiennes, jointe au raccourcissement des membres inférieurs sous la dépendance de l'incurvation de leurs os, donne aux malades une attitude simiesque des plus caractéristiques; les membres supérieurs non diminués de longueur, se trouvant devenus trop longs pour les autres segments du corps, pendent au devant des cuisses et atteignent presque la moitié de la jambe par leur extrémité.

Le crâne est volumineux, déborde largement la face, qui est indemne; il donne à l'extrémité céphalique une apparence difforme, parfois grotesque.

Comme on le voit, au changement de volume des parties malades se joint une modification constante dans l'attitude des sujets atteints, et ce sont ces modifications qui semblent les plus importantes. « Augmentation de « volume et déformations portant sur les os longs des « membres, sur les os du tronc et du crâne, telle est, ré- « sumée en une phrase, la symptomatologie de l'ostéite « déformante de Paget (1). »

La phase de début de l'ostéite déformante est marquée par un établissement lent des lésions d'abord sur un segment de membre, et y restant pendant un certain temps prédominante, au point d'y paraître localisée, puis progressant insensiblement et atteignant les os symétriques l'un après l'autre.

Tel est le tableau symptomatique résumé de l'ostéite déformante de Paget, et, à défaut d'autres caractères tirés de l'étiologie, ils suffiraient à la distinguer de l'ostéo-arthropathie hypertrophiante, qui n'atteint pas les os du crâne et de la face, et se montre avant tout prononcée, et presque simultanément, sur les os symétriques des extrémités et sur les épyphises des os longs, dont la diaphyse est respectée.

En outre, l'ostéite de Paget s'observe à peu près aussi fréquemment dans les deux sexes. Jusqu'ici l'ostéo-arthropathie hypertrophiante n'a atteint que des individus du sexe masculin. L'influence de l'âge également parait différente dans les deux affections, l'ostéite de Paget se montrant chez des sujets d'un âge plus avancé et avec une

(1) Thibierge, *Revue générale*, in *Gazette hebdomadaire*.

prédilection particulière pour les sujets arthritiques.

Le développement de lésions cancéreuses ayant presque toujours leur siège initial dans les os est un caractère de l'ostéite déformante.

Myxœdème ou Cachexie pachydermique. — Les malades atteints de cette affection présentent, il est vrai, une augmentation de volume du corps, mais celle-ci consiste dans une tuméfaction limitée aux parties molles. Leurs téguments offrent un œdème dur, un aspect jaunâtre et, au contact, une rugosité appréciable; surtout ils adhèrent intimement aux tissus sous-cutanés, avec lesquels ils font corps : de là une immobilité absolue de la peau des parties examinées.

Le visage est arrondi et bouffi, le front est bossué, les paupières, œdématiées, cachant presque les yeux; les mains et les pieds sont tuméfiés, violacés et terminent des membres tuméfiés et arrondis. Au contraire, les téguments chez les individus atteints d'ostéo-arthropathie hypertrophiante sont souples, quelquefois, mais tout à fait localement, infiltrés, sans adhérence assez intime pour qu'il devienne impossible de former des plis. En outre, il y a perversion des formes, perversion due à l'accroissement de volume des os en certains points de leurs extrémités : il y a la déformation si caractéristique des dernières phalanges des doigts et des orteils. La tête ne subit que des déformations de détail sans importance, et nullement comparables à celles des myxœdémateux.

Nous n'insisterons pas sur l'**éléphantiasis**, affection où les lésions des parties molles sont plus marquées que celles des os, dans l'étiologie de laquelle on rencontre une lymphangite consécutive aux irritations incessantes de la peau des pieds et des jambes. Cette affection, qui est loin d'être fatalement symétrique, donne aux parties atteintes un volume double ou triple du volume normal, avec altération de la couleur et de la consistance de la peau. Ces quelques mots de symptomatologie de l'éléphantiasis suffiront à le séparer de l'ostéo-arthropathie hypertrophiante.

Certaines formes de **rhumatisme chronique** qui se manifestent par une déformation assez notable des doigts et de quelques jointures avec augmentation de volume pourraient en imposer au premier abord pour l'ostéo-arthropathie hypertrophiante, d'autant que des poussées douloureuses peuvent se montrer dans les deux cas ; mais ces douleurs sont plus vives dans le rhumatisme. D'autre part, les phénomènes de fluxion y sont aussi beaucoup plus actifs : les reliquats de l'inflammation (qui ne se montrent pas avec une évidence parfaite dans l'ostéo-arthropathie hypertrophiante) laissent comme traces, dans le rhumatisme chronique, des craquements dans les jointures atteintes.

Mais c'est surtout la déformation des dernières phalanges qui lèvera tous les doutes.

Il ne semble pas jusqu'ici qu'il y ait deux affections dans lesquelles il soit donné d'observer ces doigts en massue, aux ongles débordant les parties molles, ongles dont la base est sur un plan plus élevé que le bord libre. Enfin la marche différente des deux états pathologiques et les antécédents du sujet examiné finiront par lever toute hésitation.

Les **pseudo-rhumatismes** d'origine infectieuse ou toxique, dont les descriptions de M. le professeur Bouchard ont rendu la connaissance vulgaire, ont été signalés par M. Marie comme présentant quelques analogies d'aspect avec l'ostéo-arthropathie hypertrophiante. Mais, comme ce dernier auteur s'en explique catégoriquement dans une note jointe à son travail, l'analogie que l'on peut relever dans les deux affections laisse place à des différences tranchées : « Le processus de l'ostéo-arthropathie « hyperterphiante diffère de la plupart des pseudo- « rhumatismes actuellement connus par une intensité « moindre et par une acuité beaucoup moins grande des « phénomènes inflammatoires, à tel point que dans cer- « tains cas ces phénomènes inflammatoires semblent man- « quer complétement. »

Nous n'insisterons pas sur l'analogie pathogénique des affections, celle-ci, bien que vraisemblable, n'ayant pu être encore établie d'une façon indéniable.

Une fois l'attention appelée sur la déformation des dernières phalanges des doigts et des orteils, la comparaison des mêmes extrémités chez les divers malades s'impose, et l'on ne tarde pas à reconnaître d'assez grandes différences entre les **doigts hippocratiques** vulgaires de la **tuberculose pulmonaire** et les déformations des doigts chez les malades atteints de **cyanose congénitale** et d'ostéo-arthropathie hypertrophiante. Si, ayant observé, comme nous l'avons pu faire, les déformations des extrémités digitales chez ces malades, on les compare entre elles, on peut rapprocher celles de la tuberculose et de la cyanose congénitale, tandis que les déformations de l'ostéo-arthropathie-hypertrophiante s'en distinguent nettement.

En étudiant plus loin la pathogénie et la nature de cette affection, nous verrons que, si l'on donne le nom de doigts hippocratiques à tous ceux qui présentent des déformations de la phalange unguéale, il faut, croyons-nous, en reconnaître plusieurs variétés, la déformation de l'ongle dans l'ostéo-arthropathie hypertrophiante ayant tendance en se développant, à se soulever à sa base, à recouvrir toute la face dorsale et l'extrémité du doigt en supprimant et passant par dessus tous les bourrelets qui, chez tous les sujets, accompagnent l'ongle, en en formant le lit jusqu'au voisinage du bord libre (ongle coupé court). Cette particularité de l'ongle nous a paru spéciale à l'état que nous étudions.

Bien que différents d'aspect, nous croyons cependant qu'il existe une certaine parenté pathogénique entre ces différentes déformations des phalanges unguéales. Esbach, dans les nombreuses variétés de doigts hippocratiques qu'il a signalées, ne semble pas avoir eu connaissance de faits semblables à ceux sur lesquels M. Marie, le premier, a appelé l'attention.

On ne confondra pas les déformations qui nous occupent, remarquables par leur symétrie, l'absence de douleurs vives à la pression et dans les mouvements, avec les **ostéo-arthrites chroniques et surtout tuberculeuses**, qui présentent des symptômes d'impotence fonctionnelle, de douleur et de distribution irrégulière, la suppuration possible, etc...

Les **hyperostoses de la syphilis** occupent plutôt la diaphyse que les épiphyses des os des membres; elles ne s'accompagnent pas de la déformation des doigts. Aux points où on rencontre ces hyperostoses, il y a réelle déformation, qui dans certains cas peut rendre méconnaissable la partie de l'os considérée isolément.

Sous le nom de **Leontiasis ossea**, Wirchow et M. Le Dentu ont publié des cas d'une affection qui fait subir aux os du crâne et de la face, en même temps qu'à ceux des membres, des déformations considérables. La simple inspection évitera toute confusion.

NATURE, ÉTIOLOGIE, PATHOGÉNIE

Un des points les plus obscurs dans l'histoire de l'ostéo-arthropathie hypertrophiante, c'est la nature et la pathogénie des déformations qui constituent l'état morbide qui fait le sujet de notre étude. Bien qu'il nous semble prouvé qu'une affection antérieure du système respiratoire soit nécessaire à la production de l'hypertrophie osseuse, il nous est impossible de saisir et de démontrer les conditions qui régissent les lésions osseuses et d'expliquer les corrélations pathologiques qui subordonnent une maladie des os à une maladie de l'appareil pleuro-pulmonaire. Nous ne pouvons émettre sur ce sujet que des hypothèses qui actuellement n'ont reçu de contrôle d'aucune espèce. Leur indication est cependant nécessaire pour résumer complètement l'état actuel de l'ostéo-arthropathie hypertrophiante, dont les manifestations cliniques se montrent seules avec netteté, et dont l'essence même, encore à démontrer, sera sans doute reconnue quand on aura pu comparer entre elles des observations plus nombreuses.

Il semble assez vraisemblable d'admettre que, sous l'influence de microorganismes, la production au niveau de lésions de l'appareil respiratoire de substances purulentes ou fermentées passant ensuite dans la circulation exerce une action élective sur certaines parties des os et des articulations pour déterminer les lésions de l'ostéo-arthropathie hypertrophiante. » (MARIE.)

Considérer ces déformations ostéo-articulaires comme des vices de nutrition ou comme des troubles trophiques, ce n'est pas émettre une hypothèse nouvelle, c'est constater un fait non contesté, mais sans l'expliquer. Que l'influence des affections pleuro-pulmonaires se manifeste sur certaines parties des os et des articulations directement ou par l'intermédiaire du système nerveux atteint antérieurement, il n'en est pas moins vrai que le mécanisme intime de cette influence nous échappe, comme du reste nous échappe le mécanisme de la déformation dite hippocratique des doigts chez les tuberculeux.

C'est, en effet, avec ces déformations que les modifications juxta-épiphysaires des os longs et l'hypertrophie phalangettienne présentent le plus d'analogie. Il s'agit, en effet, dans les deux cas, de déformations consécutives à des maladies de l'appareil pleuro-pulmonaire.

Chez les malades atteints d'hypertrophies ostéo-articulaires, à l'autopsie, on constate des lésions tuberculeuses, cancéreuses ou une pleurésie purulente. Dans les cas de Bamberger, il s'agit le plus souvent de dilatation des bronches. Le rapprochement s'impose donc.

Si, d'une façon générale, l'on n'envisage que les déformations des doigts, il semble que celles-ci soient bien toutes sous la dépendance d'une lésion pulmonaire (les affections cardiaques congénitales s'accompagnant le plus souvent de lésions pulmonaires qui peuvent être incriminées dans les déformations phalangettiennes observées). Il ne s'agirait donc que de deux variétés à établir : l'une, le doigt hippocratique, connue depuis longtemps, que l'on rencontrerait dans la tuberculose pulmonaire, la cyanose congénitale, et restant limitée aux extrémités digitales ; l'autre, l'hypertrophie phalangettienne, avec déformation de l'ongle en verre de montre (Marie), dont l'évolution est à suivre et semble la première étape de déformations ostéo-articulaires plus généralisées, sous la dépendance de suppurations bronchiques ou pleurales.

Dans l'inconstance même de leur manifestation, on trouve une analogie entre ces deux variétés. Le doigt hippocratique ne se rencontre pas sur une proportion de plus d'un vingtième des malades atteints de tuberculose ; de même, il n'est pas besoin de dire que la déformation des os et des articulations n'est pas un épiphénomène constant à la suite de la pleurésie purulente ou de la bronchectasie.

L'influence de l'amélioration dans l'état de la plèvre et du poumon paraît avoir, dans les deux cas, une action non douteuse sur la rétrocession des déformations phalangettiennes. A côté de l'observation de Moussous (1), nous pouvons citer une observation qui nous est personnelle, où, chez un sujet tuberculeux, nous vîmes, au moment d'une

(1) Dans l'observation de M. Moussous, à laquelle nous faisons allusion, il s'agit d'une pleurésie purulente traitée par la ponction et des injections antiseptiques de sublimé. Ces injections furent d'abord suivies d'une diminution de l'épanchement, diminution constatée à chaque intervention nouvelle, et aboutirent finalement à la guérison de la malade. Parallèlement aux symptômes pleuraux, l'auteur rapporte qu'il vit se modifier favorablement, jusqu'à la disparition, les modifications des phalanges unguéales qui s'étaient manifestées pendant le cours de la maladie. (Voir observation XV.)

poussée aiguë, s'accentuer l'hypertrophie de la phalange unguéale, et chez lequel, au bout de six mois, l'amélioration de l'état local et de l'état général s'est accompagnée de la disparition complète de la déformation antérieurement constatée.

Si, maintenant, laissant de côté la forme et la localisation des difformités ostéo-articulaires, nous considérons leur marche par poussées, on peut concevoir que celle-ci est en rapport peut-être avec des périodes de résorption plus accentuée de produits toxiques sécrétés. Il faut bien dire cependant que, comme l'a déjà signalé M. Marie, dans l'hypothèse de cette résorption, prélude d'une sorte d'intoxication, il y a lieu d'être étonné de l'absence de fièvre et de phénomènes réactionnels intenses.

Il semble nécessaire que la suppuration, pour produire des déformations juxta-épiphysaires et phalangettiennes atteigne l'appareil pleuro-pulmonaire. Nous avons recherché dans les services de chirurgie des hôpitaux des cas de suppuration prolongée à la fois chez des adultes et chez des enfants, et jamais à la suite de maux de Pott, de coxalgies depuis longtemps ouvertes, nous n'avons trouvé de déformations comparables à celles que nous décrivons chez nos malades.

Il ne suffit donc pas de dire que l'ostéo-arthropathie est fonction de suppuration, mais encore qu'elle est fonction de suppuration pleurale ou pulmonaire, et c'est là la justification du terme de « pneumique » tel que le comprend M. Marie. Pneumique signifie, dans notre esprit et dans l'opinion de M. Marie, l'origine respiratoire de l'affection.

Étant donné que la suppuration d'un des organes de la cavité thoracique peut donner naissance ou au moins créer une prédisposition aux déformations ostéo-articulaires, on comprendra facilement que les affections dans lesquelles la suppuration est la plus abondante (dilatation des bronches, pleurésie purulente) soient justement celles où le plus souvent s'observent ces déformations. On s'en rendra rapidement compte en examinant le tableau placé à la fin de nos observations. Sur vingt-six cas où l'existence de l'ostéo-arthropathie ne fait pas de doute, nous relevons vingt-deux fois, dans l'état actuel des malades, l'existence d'une affection pleurale ou pulmonaire qui a précédé l'apparition des déformations.

Deux autres fois les manifestations osseuses précèdent la constatation de signes de tuberculose. Enfin, dans deux cas, il n'y a à noter dans les antécédents et dans les lésions concomitantes aucune trace d'affection thoracique.

Des expériences destinées à établir la corrélation des affections thoraciques avec les hypertrophies observées ont été entreprises par Bamberger, qui pendant six semaines fit quotidiennement à des animaux trois ou quatre injections sous-cutanées avec l'expectoration de malades atteints de dilatation des bronches.

Ces expériences, qui pour être définitivement probantes eussent dû être prolongées pendant un temps plus long et faites sur des animaux capables de présenter spontanément des lésions articulaires (goutteuses, rhumatismales ou tuberculeuses) — et ces animaux sont rares —, ont donné des résultats négatifs.

M. Bamberger compare les modifications constatées sur

les os à celles que l'on observe sur les os de poulets dans l'alimentation desquels on a fait entrer une certaine quantité de phosphore ou d'arsenic (expériences de Wegner et de Gies); mais il avoue qu'il n'a pas tendance à pousser par trop loin l'analogie de l'action du phosphore et de l'arsenic sur les os avec celle de l'agent chimique supposé dans les secrétions bronchectasiques.

Pour compléter les notions étiologiques connues au sujet de l'affection qui nous occupe, disons que l'âge adulte semble être une condition nécessaire au développement des ostéo-arthropathies pneumiques. Malgré la fréquence de la pleurésie purulente dans l'enfance, nous ne voyons dans aucune des observations publiées jusqu'ici qu'il s'agisse d'enfants. Dans les hôpitaux spéciaux nous n'avons trouvé chez aucun de ceux que nous avons pu examiner de déformations ostéo-articulaires. Les malades du sexe masculin sont également seuls atteints par l'affection.

MARCHE, DURÉE, PRONOSTIC

D'après ce que nous venons de dire de l'étiologie et la nature de l'ostéo-arthropathie hypertrophiante, on comprendra facilement que nous n'insistions pas très longuement sur la marche et la durée de cet état morbide essentiellement secondaire, et dont l'évolution est sous la dépendance de l'affection causale.

Cependant, il est plusieurs points qu'il est important de signaler : c'est d'abord cette marche par poussées qui est notée dans un certain nombre de cas. Il est assez difficile de préciser le lieu de cette première poussée : dans les observations publiées, pas plus que chez notre malade, nous n'avons pu apprendre quelles sont les premières atteintes parmi les parties hypertrophiées. Il semble cependant (la variété d'ongle en verre de montre constituant pour nous une des étapes de l'ostéo-arthropathie hypertrophiante), puisque dans certains cas l'hypertrophie ne se montre que sur les dernières phalanges du doigt et des orteils, que le début se manifeste à ce niveau. Dans aucun cas on n'a signalé de déformations ostéo-articulaires de cette origine *pneumique* sans déformations au moins concomitantes des phalanges unguéales aux mains et aux pieds.

Jusqu'ici l'évolution de l'affection en rapport avec l'état pathologique de l'appareil pleuro-pulmonaire (rétrocession des déformations unguéales dans le cas de Moussous après guérison de la pleurésie purulente) a une marche progressive tant que la suppuration existe ; si la maladie se prolonge, à l'hypertrophie épiphysaire des os, des segments périphériques des membres, succèdent les déformations au voisinage des grandes articulations et les déformations rachidiennes. On ne peut dire jusqu'où pourraient aller les lésions osseuses, parce que les malades succombent du fait de leur maladie primitive ; mais chez le malade soigné depuis longtemps à l'hôpital Broussais dans le service de notre maître M. le Dr Chauffard, nous avons pu assister à une poussée d'ostéite atteignant les métacarpiens dont l'hypertrophie n'est pas notée dans la plupart des observations des autres auteurs, les malades ayant succombé avant de présenter ces déformations qui paraissent être tardives. C'est ainsi que, selon nous, il faut considérer la cyphose, phénomène des moins fréquents dans la série des déformations observées.

D'autre part, il est à noter que l'évolution, des plus lentes, permet pendant de longs mois l'intégrité d'articulations qui ultérieurement seront atteintes par le processus morbide. Quelquefois, au contraire, un grand nombre de grandes articulations semblent atteintes en même temps. Le fait est-il réel, ou bien l'attention des malades laisse-t-elle échapper les altérations phalangettiennes primitives? C'est un fait qui est possible, mais non démontré.

Au point de vue de l'état local, les lésions ne semblent pas dépasser certaines limites. L'hypertrophie maxima une fois atteinte, les parties restent en l'état où elles sont, l'effort de la cause morbigène épuisé ne se manifestant plus que par les poussées douloureuses au niveau des parties malades ; peut-être quelquefois, dans l'intervalle de ces paroxysmes, y a-t-il en même temps une légère diminution du volume antérieur.

Les altérations histologiques expliquent assez l'absence de phénomènes franchement inflammatoires : jamais ces ostéo-arthrites de longue durée ne suppurent pendant leur évolution.

Existe-t-il une influence favorable exercée sur la marche de l'ostéo-arthropathie hypertrophiante par l'usage des pansements et des injections antiseptiques de la plèvre malade? Cette influence, favorable en tant qu'elle empêche l'extension des arthropathies, peut être invoquée dans quelques cas; mais nous ne l'avons pas notée chez notre malade.

Le pronostic est d'abord subordonné à l'évolution de l'affection pleurale ou pulmonaire qui a déterminé l'apparition des ostéo-arthropathies : la guérison d'une pleurésie purulente a été suivie de la rétrocession et de la disparition des phénomènes pathologiques observés sur les phalangettes. C'est donc à l'affection causale qu'il faudra s'attaquer avant d'espérer la guérison.

Il faut en outre considérer en elles-mêmes les altérations ostéo-articulaires. Peu graves, en ce sens qu'elles ne s'accompagnent pas de lésions pouvant déterminer la mort, elles n'en constituent pas moins des complications pénibles pour les malades. Les progrès des déformations des extrémités osseuses, la limitation des mouvements, l'atrophie musculaire, les douleurs, déterminent à la longue une impotence fonctionnelle de plus en plus marquée, et c'est ainsi que les sujets, d'abord maladroits de leurs mains, arrivent à ne plus pouvoir porter leurs aliments à la bouche, les mains et les doigts ayant perdu leur souplesse et leur force de préhension.

Aux membres inférieurs, les mêmes symptômes fonctionnels peuvent empêcher la marche et condamner les malades à prendre le lit d'une façon plus ou moins définitive.

ANATOMIE ET CHIMIE PATHOLOGIQUES

Les modifications anatomiques répondent exactement aux données de la clinique, et, de fait, bien que les parties molles soient également intéressées, ce sont surtout les os qui ont présenté les lésions les plus évidentes. Cliniquement déjà, il avait été reconnu par les observateurs que les modifications de forme étaient pour la plus grande partie sous la dépendance des altérations osseuses.

Dans les autopsies de Bamberger, il est souvent parlé d'ostéophytes, et les planches jointes à son travail figurent en effet des productions osseuses surajoutées, notamment au niveau des phalangettes, où elles se montrent sous forme de champignons d'un volume variant depuis celui d'une tête d'épingle jusqu'à celui d'un petit pois, exagérant considérablement le diamètre transversal de l'os. Il existe également des dépôts ostéophytiques sur le fémur, dépôts pouvant atteindre un centimètre d'épaisseur au niveau de la ligne intertrochantérienne antérieure et sur la ligne âpre.

Sur le tibia, sur le péroné, le radius, la rotule, M. Bamberger décrit, sous le nom de couche ostéophytique, une altération qui donne à l'os un volume énorme, et qui, d'après la figure annexée à son travail, est tout à fait comparable à l'aspect du radius que nous avons pu examiner avec notre collègue Thérèse, qui en a fait des examens histologiques.

La description de l'auteur viennois se rapporte tout-à-fait à celle de notre cas (obs. XIII), mais il manque à l'examen une coupe de l'os pratiquée telle que nous avons pu la faire représenter comme ci-contre. Dans l'examen de la face postérieure du radius que nous prendrons pour type, celle-ci apparait, jusqu'à six ou sept centimètres au-dessus de l'articulation radio-carpienne, avec un aspect légèrement bosselé ou verruqueux. Les *foramina nutrientia* sont accrus en nombre et en diamètre, et donnent extérieurement à la substance osseuse compacte un aspect finement poreux. Le périoste à ce niveau est très adhérent.

Nous donnons ici les résultats de l'examen anatomique et histologique de l'observation suivie d'autopsie que nous possédons. Grâce aux ressemblances d'aspect de l'os décrit par nous avec celui des os dont la description est donnée par M. Bamberger, nous croyons, dans de certaines limites, pouvoir généraliser les conclusions de cet examen.

A l'œil nu, il n'y a rien à signaler de particulier au-dessous de la peau qui présente une adhérence normale. Le tissu cellulaire sous-cutané ne présente aucune anomalie d'épaisseur ni de consistance. Les tendons et les ligaments ont leur aspect habituel.

Les surfaces articulaires sont légèrement augmentées d'étendue.

Le diamètre antéro-postérieur du radius au niveau de la surface articulaire avec les os du carpe présente, en comparaison avec celui d'un os sain, une augmentation de 1 ou 2 millimètres; le diamètre transversal de la même extrémité dépasse les dimensions normales de 3 à 4 millimètres.

Les différences s'accentuent à un centimètre au-dessus de l'articulation. A la coupe longitudinale antéro-postérieure faite à la scie, on note qu'au moment où normalement l'os commence à devenir plus dense pour former le diaphyse, cet accroissement de densité se fait progressivement de bas en haut (fait normal), mais l'épaisseur de l'os diaphysaire est considérablement accrue. Dans son ensemble, le diamètre de la diaphyse dépasse de 5 à 7 millimètres le diamètre de la diaphyse mesurée chez un individu sain. De plus, les parois du canal ruméldalic, encore rempli à ce niveau de tissu spongieux, sont deux ou trois fois plus épaisses que sur un os normal. L'épaississement apparait manifestement dû à la superposition de couches osseuses stratifiées remplaçant l'os compact, séparées par de la substance médullaire, couches osseuses minces, peu adhérentes entre elles et très friables. Sur la surface de section, la striation de la lame compacte de la diaphyse apparait évidente, et on peut reconnaître jusqu'à quatre couches différentes, égales en épaisseur, de tissu osseux

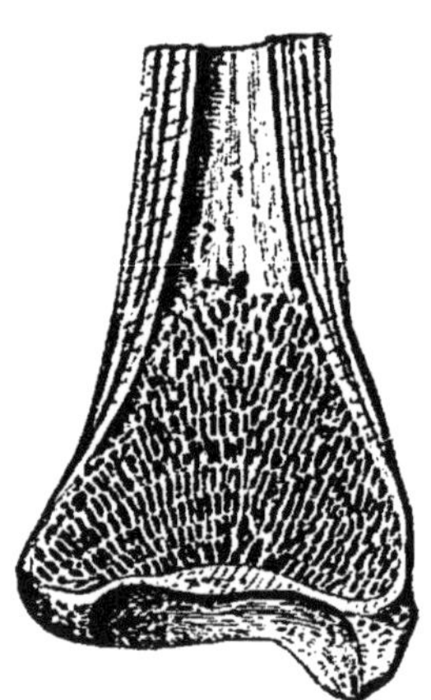

FIG. 5. — Coupe du radius d'après nature.

éburné superposées; la couche externe est un peu moins épaisse que les sous-jacentes.

En cherchant à détacher le périoste peu adhérent, l'aspect spongieux, la friabilité de l'os, se manifestent, et la surface osseuse se laisse facilement entamer par l'ongle. Le périoste lui-même est légèrement augmenté d'épaisseur. Les couches osseuses stratifiées, d'origine périostée, qui présentent leur plus grande épaisseur au niveau de la diaphyse, cessent, après s'être progressivement amincies (voir figure V), à environ 1 centimètre de l'articulation.

Les surfaces articulaires de l'articulation radio-cubitale présentent un léger dépoli, et au niveau du bord externe du scaphoïde on trouve une petite érosion du cartilage correspondant à l'articulation radio-carpienne.

Les métacarpiens ne semblent pas altérés. S'ils le sont, c'est certainement à un degré que ne permet pas de reconnaître le simple aspect.

La même observation s'applique aux deux premières phalanges des doigts.

Au contraire, sur les troisièmes phalanges (le malade avait les doigts hippocratiques), on trouve un amincissement de la couche compacte. Là aussi, comme sur les extrémités des os de l'avant-bras, on rencontre un certain nombre de vacuoles qui augmentent l'épaisseur du tissu spongieux, sans que l'os dans sa totalité soit augmenté en épaisseur ni en largeur.

Examen histologique. — Nous avons dit que la forme antérieure des os était conservée, mais qu'il y avait hypertrophie totale, augmentation générale des os, sans tuméfaction de ceux-ci en des points plus qu'en d'autres.

L'hypertrophie cependant semble, au moins chez ce malade, respecter la surface articulaire, qui se montre normale à peu de chose près (1).

L'examen histologique des parties molles et des os a été fait par notre collègue Thérèse, et les altérations ne se sont montrées que sur l'os, le périoste et la moelle osseuse.

Nerfs. — Des coupes du nerf radial traitées préalablement par l'acide osmique et pratiquées perpendiculairement à sa direction (un peu plus haut que le poignet) ne présentaient au microscope aucune altération apparente. En aucun point on ne voit d'augmentation du tissu conjonctif intrafasciculaire, en aucun point on ne voit de gaînes vides.

Sur une coupe du radial en un point plus rapproché de son origine, et où l'action de l'acide osmique a été des plus nettes, toutes les parties du nerf sont normales.

Des dissociations pratiquées sur les nerfs collatéraux des doigts et sur le tronc du radial montrent un très grand nombre de fibres saines, sans qu'il soit possible d'affirmer l'intégrité parfaite de ces nerfs, en raison de la difficulté d'action de l'acide osmique après le séjour de la pièce dans le liquide de Muller. Nulle part cependant, il n'est donné de constater de gaînes vides ni de tubes nerveux avec altération à la myéline.

Les artères et les veines examinées au même niveau

(1) Dans l'observation de M. Rauzier, on trouve au contraire notés un certain nombre d'érosions articulaires et une certaine augmentation de la synovie de quelques articulations. De même M. Bamberger a signalé dans quelques cas des altérations des cartilages.

que les nerfs ne présentent aucune altération. Au contraire, le microscope révèle sur l'os et le périoste des altérations telles que l'aspect microscopique les avait fait prévoir.

Les parties molles situées entre la peau et l'os ne présentent aucune altération.

Sur le radius, à six centimètres de l'articulation radio-carpienne, des coupes ont été pratiquées perpendiculairement à sa direction. Le premier phénomène qui frappe, c'est la raréfaction de l'os dont la couche compacte est creusée de vacuoles presque autant que le tissu spongieux des épiphyses, bien que dans certains points on trouve des lamelles osseuses plus épaisses que celles de l'épiphyse à l'état normal.

Ces lamelles osseuses plus épaisses présentent une augmentation considérable par place du calibre des canaux de Havers, dont quelques-uns sont érodés de façon à venir s'ouvrir dans les cavités médullaires. Les lames concentriques qui les entourent sont très nettes. Le carmin colore vivement les ostéoplastes de toute cette substance osseuse.

Le périoste est épaissi dans sa couche profonde ; les éléments de la moelle sous-périostée se colorent avec une grande intensité par le picro-carmin. Dans un très grand nombre de points, cette moelle sous-périostée pénètre largement dans les couches sous-jacentes de l'os qui se trouve ainsi rendu très peu compact. Cet aspect rappelle celui de l'os en voie de formation au moment où le périoste présente sa plus grande activité.

Mais, en même temps que cette ostéite hyperplasique de

la périphérie, on constate au centre du canal osseux une grande abondance de la moelle, qui renferme en très grand nombre de grosses gouttelettes graisseuses, dont quelques-unes ont pris un aspect tout à fait spécial en raison de la cristallisation des acides gras. Aussi sur les coupes traitées par le carmin d'alun, trouve-t-on des figures étoilées, colorées d'une façon intense; au contraire, incolores et refringentes sur les coupes traitées par le picro-carmin. (Il y a lieu de tenir compte, dans cette apparence des coupes, de l'influence des réactifs employés pour la conservation et la décalcification des pièces.)

Sur les parties périphériques de la coupe transversale de l'os, les gouttelettes graisseuses disparaissent; au contraire, les éléments embryonnaires sont très abondants.

Le cartilage articulaire se montre au microscope tout à fait intact. A sa face profonde, on constate seulement quelques vacuoles plus ou moins irrégulières dans lesquelles pénètre la moelle osseuse, de même qu'on l'observe dans le cartilage de l'os en voie de formation.

Cet examen histologique démontre la régression graisseuse, la raréfaction du tissu osseux central et l'activité de l'ostéo-genèse des couches sous-périostées.

Il nous paraît prouvé que les phénomènes de physiologie pathologique correspondant à ces altérations sont la raréfaction rapide et l'hyperproduction rapide d'os nouveau à la périphérie.

C'est surtout sur le cubitus que se montrent les lésions les plus nettes et les plus intéressantes. En effet, sur des coupes perpendiculaires à la direction de l'os, on voit déjà à l'œil nu qu'il existe deux zones bien différentes et d'aspect nettement tranché : la plus interne, d'apparence compacte; la plus externe, au contraire, d'apparence friable et présentant des stries perpendiculaires à la direction générale de l'os.

A l'examen microscopique, les lésions sont aussi nettement accusées : en effet, tandis qu'à la partie interne on trouve une lame épaisse d'os compact à canalicules de Havers plus grands, il est vrai, qu'à l'état normal, mais moins nombreux ; dans la portion périphérique, il existe des lamelles osseuses incomplètes séparant des lacunes irrégulières, mais dont la direction principale se porte de la face superficielle périostée à la partie compacte que nous avons déjà signalée.

Entre ces deux zones, il en existe une troisième, moins nettement délimitée, où le tissu osseux est réduit au minimum et constituée presque entièrement par du tissu médullaire.

En reprenant séparément ces différentes couches, on voit que la plus interne est constituée par du tissu osseux extrêmement dense, chaque système concentrique étant parfaitement délimité à sa périphérie; la plupart des canaux de Havers, qui en forment le centre, sont agrandis, remplis soit d'une moelle très riche en éléments embryonnaires, soit, en d'autres points, par des aiguilles cristallines ou par des acides gras.

Immédiatement autour d'un certain nombre de ces canaux de Havers, le tissu compact a perdu sa netteté et semble comme érodé.

Un certain nombre de ces canaux communiquent largement les uns avec les autres dans la partie la plus voisine de la zone moyenne.

Cette zone moyenne, nous l'avons déjà dit, est constituée par des amas considérables d'éléments embryonnaires au milieu desquels se trouvent quelques cellules graisseuses et des capillaires élargis et gorgés de sang. Cette moelle osseuse creuse des anfractuosités dans la surface de la lame compacte, se rejoignant avec celles que nous avons signalées dans les canalicules de Havers élargis qui se trouvent dans la partie périphérique de la lame compacte.

Dans la couche la plus externe, observée sur des coupes perpendiculaires à la direction de l'os, et par là même parallèle à la direction des stries vues à l'œil nu, on constate que cette apparence striée est due à la coupe longitudinale de sortes de canaux aplatis, tandis que ceux de la substance compacte centrale sont coupés transversalement.

La substance osseuse et la moelle qui remplit ces canaux occupent un espace égal. Nulle part autour de ces canaux on ne voit de système lamellaire concentrique; les ostéoplastes sont un peu plus larges qu'à l'état normal. et les canaux que nous avons signalés paraissent bourrés d'ostéoplastes déformés par pression réciproque, en même temps qu'ils contiennent quelques cellules graisseuses. mais en beaucoup moins grande abondance que partout ailleurs. Quant au périoste, il paraît légèrement épaissi. et envoie dans ces couches osseuses néoformées des faisceaux fibreux de la plus grande netteté.

En résumé, ce qui frappe, d'une part, c'est l'existence

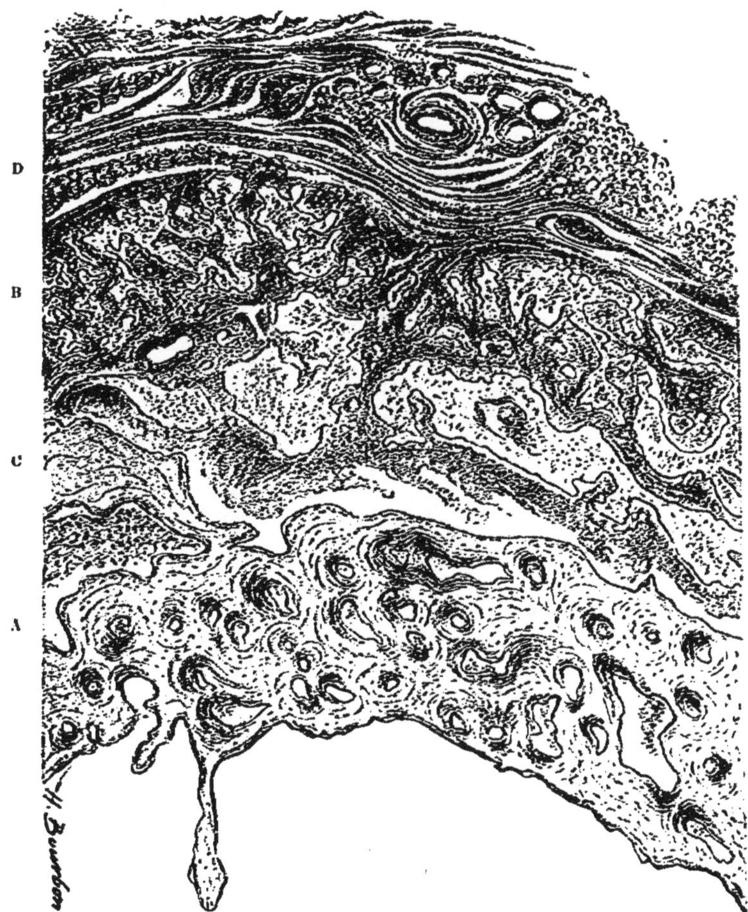

Fig. 6. — Coupe du cubitus perpendiculaire à la direction de l'os.
A. Zone compacte avec canalicules de Havers érodés.
B. Couche d'os périostal surajoutée avec grande quantité d'éléments médullaires.
C. Zone intermédiaire presque uniquement médullaire.
D. Périoste épaissi.

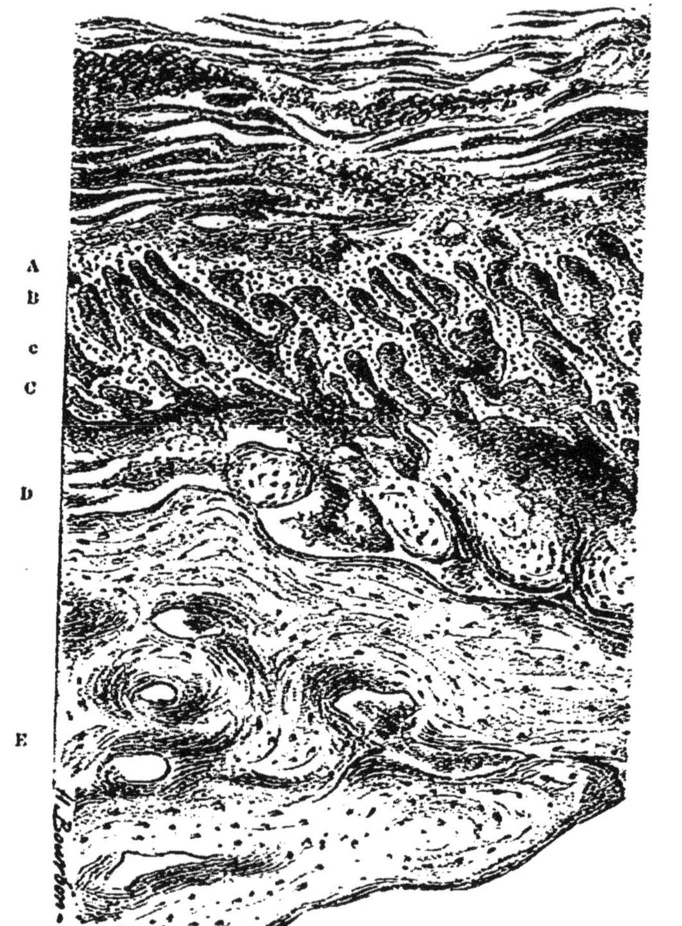

Fig. 7. — Coupe parallèle et la direction de l'os.

A. Périoste épaissi.
B. Couche médullaire sous-périostée.
C. Os périostal surajouté. Les canaux sont coupés obliquement.
D. Zone médullaire intermédiaire.
E. Diaphyse épaissie du cubitus.
c. Ostéoplastes disséminées sans aucune systématisation.

de deux systèmes d'os bien différents l'un de l'autre, l'un plus central, à canaux de Havers dirigés selon l'axe de l'os; l'autre, périphérique, d'origine périostée en grande activité de production, système périphérique présentant des canalicules de Havers perpendiculaires à la direction de ceux du système précédent, rappelant ainsi l'apparence de certaines exostoses d'origine périostique, telles, par exemple, que celles de la syphilis.

D'autre part, on est frappé par l'abondance des éléments embryonnaires de la moelle osseuse à la partie périphérique, l'abondance de la graisse à la partie centrale.

Le terme d'ostéo-myélite subaiguë dans son sens le plus général conviendrait à merveille à résumer la lésion histologiquement démontrée des os, si l'usage n'en avait beaucoup restreint la compréhension. Nous croyons nous faire bien comprendre en qualifiant l'altération principale de médullite subaiguë avec hyperplasie et condensation de l'os sous-périosté.

La dernière phalange des doigts présente des altérations identiques, mais moins prononcées.

Quant aux cartilages articulaires, sauf les vacuoles signalées à la face profonde du cartilage du radius, ils semblent entièrement normaux.

Les parties osseuses et cartilagineuses autres que celles des articulations (os hyoïde, cartilages du larynx, du nez, des oreilles) peuvent dans certains cas présenter des altérations que nous n'avons pu constater chez le malade précédent, mais qui sont notées dans les symptômes présentés par d'autres malades.

Nous avons, dans les deux cas soumis à notre observation, examiné au point de vue bactériologique le pus qui s'écoulait de la fistule pleurale sans y rien rencontrer de spécial à noter.

Dans l'observation que nous devons à l'obligeance de notre collègue et ami Thérèse, à l'examen histologique a été jointe l'analyse chimique faite par M. Chabrié, chef de laboratoire à la Clinique des maladies des voies urinaires de la Faculté. Cette analyse porte sur la partie inférieure du cubitus, en un des points les plus malades de l'os.

Après avoir été séparé le plus possible de la liqueur de Muller, dont il était fortement imprégné, le cubitus a été scié dans le sens de la longueur. La partie centrale était formée d'un tissu contenant des cavités considérables, tandis que la partie périphérique était beaucoup plus dense.

Voici, comparés à ceux de l'analyse d'un os sain, les résultats centésimaux obtenus :

			OS SAIN.	
			Berzélius.	Becquerel.
Matières organiques totales : 49 p. 100.	Tissu collagène (osséine et chondrine).	35	33,30	35,05
	Graisse.	14		
		49		
Matières minérales totales : 51 p. 100.	Phosph. de magnésie.	29,27	1,16	1,20
	Phosph. de chaux et fluorure de calcium.	10,83	53,04	54,07
	Carbonate de chaux. .	9,90	11,30	7,40
	Partie insoluble dans l'acide nitrique. . .	1	Autres sels. 1,20	Graisse. 1,35
		51,00	66,70	

Dans l'os examiné ces sels se décomposent en :

Acide phosphorique	20,82
Chaux.	11,39
Magnésie.	13,41
Acide carbonique.	4,36

Si on compare ces chiffres avec l'analyse de l'os sain, on voit que, dans la maladie qui nous occupe, les différences se traduisent par :

L'augmentation des matières organiques ;
La diminution des matières minérales ;
La diminution du phosphate de chaux ;
L'augmentation considérable du phosphate de magnésie ;
La diminution du carbonate de chaux.

La caractéristique de la déviation de la composition chimique de l'os examiné, c'est l'augmentation des matières organiques et surtout des matières grasses. L'examen histologique, qui révèle une grande surabondance de graisse, apporte la confirmation de ce fait.

Au point de vue des matières minérales, notre os est un os dans lequel la chaux est remplacée en partie par la magnésie : c'est là la modification chimique capitale qui se dégage des résultats de l'analyse. Par rapport à l'os sain, qui est un os calcique, nous avons, dans notre cas, un os magnésien.

Il nous a semblé intéressant, et M. le professeur-agrégé Albert Robin a bien voulu nous guider dans cette étude chimique, de comparer entre elles les diverses modifications chimiques constatées dans les maladies déformantes des os (rachitisme, ostéo-malacie, ostéite déformante de

Paget). M. Albert Robin a bien voulu nous communiquer les résultats qu'il a obtenus dans un cas de cette dernière affection.

Voici comparativement les chiffres des différents substances dans chacun des cas :

	Rachitisme.		Ostéomalacie.		Maladie de Paget.
	Fremy et Pelouze (Radius).	Bibra (Cubitus).	Lhemann (Fémur).	(Radius).	
Matières organiques.	63,42	35,61	48,83	75,22	25,441
Matières inorganiques.	36,58	58,30	20,83	21,21	59
Phosphate de chaux.	28 »	47,83	17,56	15,11	50,20
Carbonate de chaux.	6,35	7,42	3,04	3,20	6,50
Phosphate de magnésie.	1,07	1,23	0,23	0.92	2,16
Sels.	1,05	1,82		1,98	
Graisse.		6,09	29,18	6,12	13,14

L'os, dans l'ostéo-arthrophie hypertrophiante pneumique, est donc moins riche en substances organiques et en phosphate de chaux, plus riche au contraire dans des proportions notables en matières inorganiques, en phosphate de magnésie, en carbonate de chaux et en graisse que dans le rachitisme.

Comparé à un os ostéomalacique, notre os présente à peu près autant de matières organiques et inorganiques, mais il renferme moins de phosphate de chaux et une plus grande quantité de phosphate de magnésie, de carbonate de chaux et de graisse.

Par comparaison avec l'os de la maladie de Paget, il y a dans notre os plus de matières organiques totales et moins de matières minérales et de phosphate de chaux. Par contre, il y a plus de phosphate de magnésie et plus de carbonate de chaux.

D'une manière générale, pour prendre les caractères typiques de ces diverses affections par rapport à l'os sain, on voit que :

L'ostéo-arthropathie hypertrophiante est marquée par une augmentation de la graisse, et surtout de la magnésie, qui remplace en partie la chaux dans les sels osseux;

Le rachitisme, par une diminution du phosphate calcaire, une augmentation des substances organiques et de la graisse :

Ces conclusions sont celles de Pelouze et Frémy, Marchand, Lehmann, Bibra, par comparaison avec des os normaux en voie d'évolution);

L'ostéomalacie, par la diminution du phosphate de chaux ainsi que par l'augmentation des matières organiques et souvent de la graisse (Follin), qui se trouve parfois en quantité considérable;

L'ostéite déformante de Paget, par une augmentation du phosphate de chaux, de la graisse, et par une diminution du carbonate de chaux.

Si maintenant nous comparons ensemble l'ostéo-arthropathie hypertrophiante et la maladie osseuse de Paget par rapport à l'os sain, nous voyons, grâce aux caractères chimiques observés, que ces deux affections sont constituées par deux déviations parallèles du type normal que l'on peut ainsi schématiser :

OS SAIN

Ostéo-arthropathie hypertrophiante.*	Maladie de Paget.
—	—
Augment. des sels de magnésie;	Augment. des sels de chaux;
Augment. de la graisse;	Augment. de la graisse;
Pas de modification des carbonates.	Diminution des carbonates.

Nous n'essaierons pas de fournir à ces modifications une explication pathogénique. Beaucoup de conceptions théoriques pourraient être mises en avant, mais aucune d'elles n'est accompagnée de preuves indiscutables. Cette modification dans la composition des sels terreux qui entrent dans la composition de l'os n'est pourtant pas très éloignée de la réalisation d'expériences physiologiques déjà anciennes. On sait qu'en 1871, Papillon publiait un mémoire où il rapportait des expériences dans lesquelles, grâce à une alimentation spéciale, il était parvenu à remplacer, dans les os d'animaux en expérience les sels de chaux par des sels de strontiane. La substitution d'un sel terreux à un autre dans la constitution chimique des os n'est donc pas un fait complètement anti-physiologique.

D'autre part, s'il nous était permis de faire une hypothèse, nous dirions que peut-être ces modifications chimiques ne sont que secondaires, et que peut-être la dégénérescence graisseuse, première en date, entraîne à sa suite les substitutions constatées du phosphate de chaux en phosphate de magnésie. Si dans la maladie de Paget cette substitution ne s'observe pas, c'est sans doute du fait de circonstances latérales portant leur action plus manifeste sur la composition de l'os en carbonates. Mais cette hypothèse est toute gratuite.

Peut-être y aurait-il, au point de vue thérapeutique, à agir soit par l'alimentation, soit par les préparations médicamenteuses (phosphate de chaux, eau de chaux) pour empêcher cette perversion des composés chimiques.

CONCLUSIONS

1° Certaines affections de l'appareil pleuro-pulmonaire peuvent être le point de départ de déformations ostéo-articulaires.

2° Les lésions des os et des articulations se distinguent absolument des différentes variétés de tuberculose osseuse ou articulaire.

3° Il est vraisemblable que ces cas peuvent être rapportés à des qualités spéciales du pus constaté soit dans les sécrétions broncho-pulmonaires, soit dans la plèvre.

4° Ces déformations ostéo-articulaires sont des phénomènes du même ordre que les doigts hippocratiques.

5° Ces lésions constituent des ostéo-arthropathies nettement systématisées, manifestement symétriques, et a déterminations périphériques plus accentuées. Par ordre de fréquence : phalanges unguéales de la main et du pied ; articulations du poignet, du cou-de-pied, métacarpo-phalangiennes, médio-tarsiennes, coude, genou, sterno-claviculaires, intervertébrales. Ces lésions s'accompagnent de déformations unguéales, et accessoirement de modifications des parties molles voisines, surtout appréciables cliniquement.

6° Au point de vue anatomique, il s'agit, au moins dans notre cas, d'une ostéo-periostite, avec ostéite condensante et raréfiante avec activité énorme des éléments médullaires, qui dans les parties centrales entrent rapidement en dégénérescence graisseuse. Au point de vue chimique, la perversion consiste en l'abondance considérable des sels de magnésie et de la graisse.

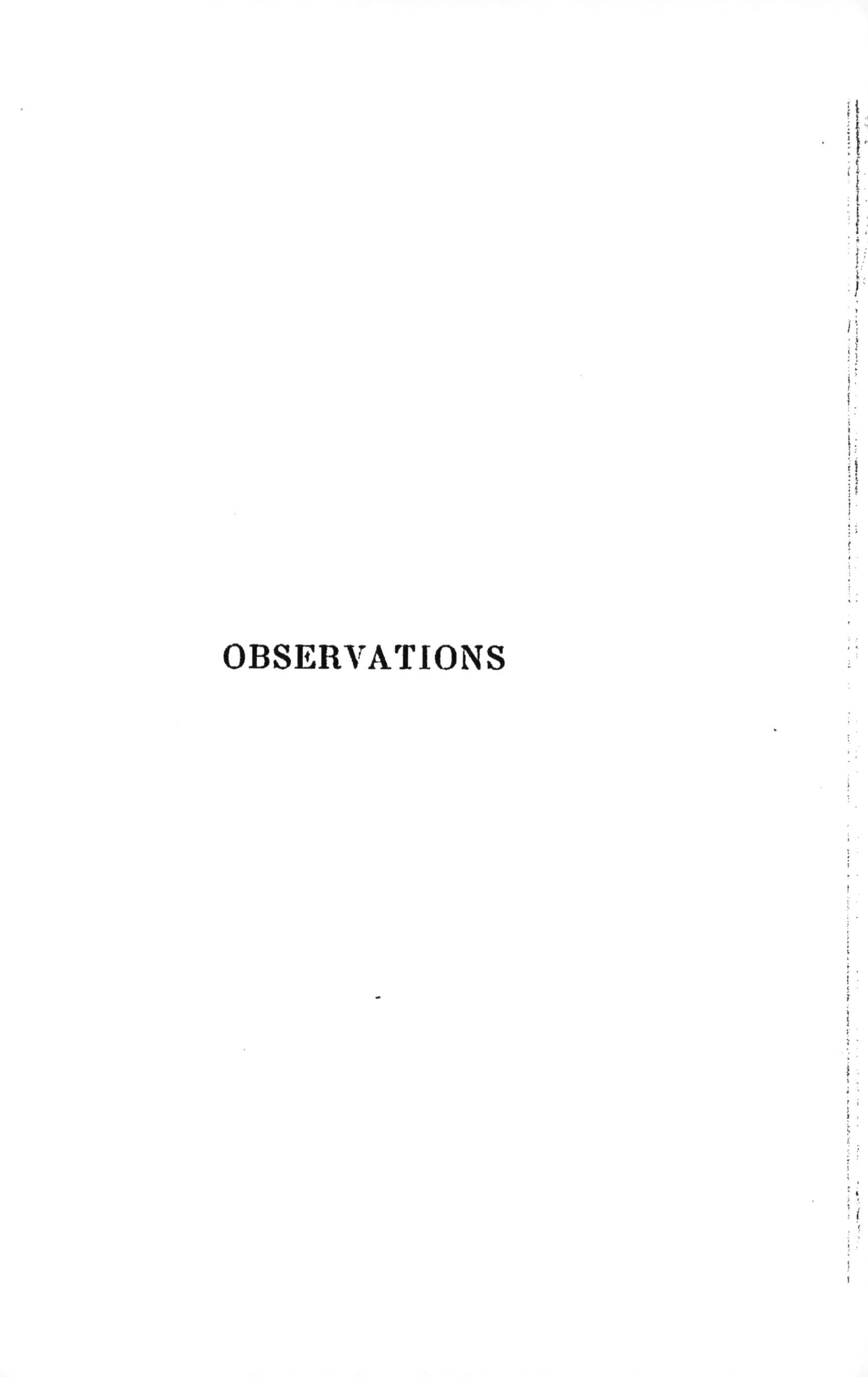

OBSERVATIONS

OBSERVATIONS (1)

Observation I, de Bailly (mai 1862) (2). — Il s'agit d'un homme de vingt-et-un ans, qui, à l'âge de huit ans, présenta de la scrofule ganglionnaire; à neuf ans, il fut atteint d'une pleurésie purulente qui s'ouvrit spontanément, et laissa pendant dix ans une fistule; pendant ce temps il existe un peu de toux avec expectoration purulente.

L'extrémité des doigts et des orteils a commencé à se renfler dans l'année qui a suivi le développement de la pleurésie.

Etat actuel (vingt-et-un ans). Taille au-dessus de la moyenne, aspect cachectique... « La conformation de la main doit fixer surtout l'attention : elle ne présente ni amaigrissement prononcé ni infiltration séreuse, et dans la plus grande partie de son développement, elle est en rapport avec celui du corps. Les doigts ont une forme ordinaire, celle d'un cylindre ou d'un cône allongé, jusqu'à l'extrémité antérieure de la deuxième phalange; mais à partir de ce point l'extrémité digitale se renfle subitement en forme de massue, ou plus exactement en forme de baguette de tambour, de manière à présenter au niveau de la partie moyenne de l'ongle une largeur très supérieure à celle de la deuxième phalange : : 23 : 16.

Sur tous les doigts, l'ongle, d'un volume beaucoup plus considérable que chez un homme adulte, paraît fort recourbé et tend à recouvrir l'extrémité de la pulpe. On s'assure facilement par la vue et le doigt que sa racine est soulevée par un tissu cellulaire hypertrophié ou gorgé de liquide qui fournit la sensation la plus nette de fluctuation.

(1) Les mensurations ont été réunies en un seul tableau, qui figure à la suite des observations par comparaison avec celles de la moyenne des adultes sains.

(2) L'existence de ce travail a été signalée à M. Marie par M. le Professeur Charcot.

La résistance des ongles et leur épaisseur sont notablement diminuées, surtout à leur naissance. La peau qui recouvre la pulpe est souple et nullement tendue; sa coloration est rosée ou bleuâtre. La pression n'y détermine pas d'empreinte durable, et rien dans ce gonflement ne ressemble à de l'œdème. La sensibilité tactile est normale.

La troisième phalange des orteils est développée dans la même proportion que celle des doigts, d'où un élargissement considérable de l'extrémité antérieure du pied lorsque les orteils reposent sur le même plan. Telle n'est pas leur disposition aujourd'hui, et depuis longtemps la pression des chaussures les a obligés à se superposer sur deux rangs.

Il tousse à l'occasion du moindre refroidissement, éprouve de l'oppression, et rend une expectoration purulente, qui, d'ailleurs, n'a jamais cessé complètement depuis dix années.

Observation II, Friedreich-Erb. — Il s'agit des deux frères Hagner, que Friedreich a examinés en 1867, et dont il a publié l'observation en 1868.

Depuis 1867, la maladie n'a fait chez eux que de très légers progrès; aucun autre membre de la famille n'a présenté non plus d'affection analogue (ni leurs frères et sœur, ni leurs enfants). Aucun cas de cette maladie n'a été observé auparavant dans le village qu'habitaient ces deux frères.

A. Wilhelm Hagner, vingt-six ans, cordonnier. A dix ans, chute sur l'avant-bras gauche et le menton; à treize ans, brûlure par l'eau bouillante de la partie antérieure du thorax. Pneumonie droite en 1862. A part cela, bonne santé antérieure; pas de rhumatismes, d'érysipèle ni de syphilis. Parmi les six frères et sœur, un seul frère est atteint de la même affection que W. H. Sans aucune cause, le malade remarqua, à l'âge de dix-huit ans, que ses pieds, surtout au voisinage des phalanges, devenaient peu à peu plus gros; puis, progressivement aussi, les jambes devinrent plus grosses, plus rudes et plus fermes; de même les genoux. En marchant, il survenait une légère fatigue et une sensation « comme si les jambes étaient de plomb ». Environ deux ans plus tard, les deux mains commencèrent aussi à devenir de plus en plus volumineuses, et les doigts s'épaissirent d'une façon notable de plus en plus; de telle sorte que, par suite de la sensation de tension ainsi produite et de la facilité à se fatiguer, le travail lui devint impossible. Plus tard cependant, la tension de la peau dans les mouvements des doigts et des mains devenant moindre, il put dans ces quatre dernières années travailler tant bien que mal. Dans les deux dernières années l'affection n'aurait plus fait de progrès. Au commencement de la maladie, il n'a éprouvé aucune douleur.

Actuellement les mains, les pieds et les jambes présentent dès le premier coup d'œil un aspect éléphantiasique ; mais une palpation même superficielle fait constater que l'augmentation de volume de ces parties du corps est produite par un accroissement de volume des os.

Les phalanges des doigts et des orteils, les os des régions moyennes de la main et du pied sont énormément épaissis, et certainement aussi un peu allongés ; aux jambes et aux avant-bras, l'hyperostose est surtout développée au niveau des épiphyses ; cependant les diaphyses sont, elles aussi, monstrueuses, et les bords du tibia et du cubitus ont un aspect épaissi et arrondi ; les os du tarse et du carpe ainsi que les rotules, mobiles, sont à un haut degré atteints d'hyperostose. Partout les os présentent une surface lisse, nulle part il n'existe de saillies anormales ni d'exostoses. Les os de la cuisse et du bras proprement dit sont évidemment hypertrophiés, mais relativement à un degré moindre, ainsi que l'on peut le constater par la palpation à travers les parties molles, assez flasques. Mais, outre les os des extrémités, les autres os du squelette prennent aussi part à l'affection. C'est ainsi que le sternum est plus large, plus massif ; de même les scapulums, les os iliaques dont les crêtes sont notamment très épaissies. Les côtes sont très épaisses et larges, et en certains points se rapprochent tellement qu'il ne subsiste plus entre elles que très peu d'espace ; les apophyses épineuses des vertèbres, notamment des cervicales inférieures et des dorsales supérieures, sont nettement épaissies ; les clavicules le sont aussi, et ont environ le double du volume normal.

Parmi les os de la face, ce sont les os malaires et surtout les os palatins ainsi que les arcades dentaires, tandis que les dents ne présentent aucun accroissement de volume. L'os hyoïde est remarquablement large et épais ; la voûte crânienne n'offre aucune déformation. On remarque aussi une hyperchondrose accentuée de certains organes cartilagineux, cartilages de l'oreille, cartilages tarses, épiglotte : cette hyperchondrose est un peu moins marquée pour la cloison du nez ; elle n'existe pas pour les autres cartilages du larynx, pour le cricoïde et les anneaux de la trachée perceptibles par la palpation, qui ne présentent rien d'anormal.

La peau paraît aux mains et aux pieds certainement un peu épaissie, mais elle est partout facilement mobile et peut être soulevée au-dessus des surfaces osseuses. Les ongles sont augmentés dans des proportions colossales : cet élargissement existe sur tous les doigts des pieds et des mains. Les muscles, surtout aux extrémités, sont en général flasques et d'une mauvaise nutrition; la station debout ou la marche prolongée amènent aisément la fatigue; les mains n'exercent qu'une pression légère; tout travail long et pénible est impossible. Sensation de brûlure dans la station debout prolongée, ou même au lit : aussi le malade recherchait le froid et se trouvait bien des bains froids; cependant la température du corps n'est pas objectivement augmentée; la sensibilité cutanée est absolument intacte. Les organes internes semblent tout à fait normaux, de même que l'intelligence et les sens spéciaux. Les fonctions végétatives s'exécutent toutes très bien; il n'y a à signaler qu'une tendance à suer des pieds qui s'est manifestée seulement depuis le début de l'affection. L'analyse des urines, notamment au point de vue de la quantité des phosphates terreux, n'a rien révélé d'anormal.

Renseignements ultérieurs publiés par M. Erb (1888). — En 1882, W.H. eut une bronchite chronique avec dyspnée et léger emphysème pulmonaire; pendant ce nouveau séjour à l'hôpital, les constatations furent tout à fait concordantes avec celles de 1867, sauf que le poids était tombé à 55kil,700.

De janvier à mars 1884, le malade resta dans les salles de M. Erb pour bronchite chronique, léger emphysème et rhumatisme dans les articulations des pieds et du poignet droit. Lors de sa dernière entrée à l'hôpital, le malade déclare que son affection ne subit plus aucun accroissement, et même que depuis 1884 il n'en souffre plus du tout, et qu'il n'a aucune douleur articulaire.

Il existe un amaigrissement assez marqué, surtout des masses musculaires, et aussi de l'affaiblissement. Le poids du corps est tombé à 52kil,200.

Ce qu'il y a de plus manifeste, c'est la modification dans l'attitude du malade : il est tout à fait cassé, courbé en avant par une cyphose du rachis survenue dans les denières années; celle-ci occupe surtout la partie inférieure de la région dorsale et la région lombaire : grâce à elle, la longueur du corps est tombée à 160 centim. (de 167,50) qu'elle était en 1867.

Au crâne et aux os de la face, aucune altération notable; seuls les processus alvéolaires du maxillaire supérieur paraissent notablement épaissis. La voûte palatine en est rétrécie et comme escarpée. Le maxillaire inférieur, au contraire, n'est pas augmenté de volume; la rangée de dents inférieure ne dépasse pas la supérieure.

Le nez est mince, droit; en aucune façon son volume n'est exagéré; il présente un assez grand nombre de veinosités.

Les oreilles sont assez grandes, 8 cent. de long, moyennement épaisses; mais on ne peut affirmer que leurs dimensions soient pathologiques. Le cartilage du pavillon présente une épaisseur notable.

La peau du visage et du crâne paraît à peine épaissie, et montre de nombreux et larges orifices de glandes sébacées. Le tissu cellulaire sous-cutané n'a qu'un développement très pauvre; sur tous les points, on peut aisément faire des plis à la peau. Les paupières sont assez épaisses, hypertrophiées et avec des glandes très développées. Les lèvres ne sont pas épaissies, n'ont pas la forme en bourrelet.

Le cou est grêle. Le larynx ne présente aucun développement anormal. Quant au corps thyroïde, on n'en trouve aucune trace ni à l'inspection ni à la palpation.

Les deux scapulums sont épaissis, surtout au niveau de l'épine. Les deux clavicules sont nettement épaissies et hyperostosées dans leurs parties moyenne et acromiale, mais nullement dans leur partie sternale. Le sternum fait une saillie prononcée, surtout par sa partie supérieure, ainsi que les extrémités des côtes qui s'y tachent; il est large et peut-être épaissi. Les côtes sont toutes élargies, légèrement gonflées à leur extrémité antérieure, au niveau du point de jonction avec le cartilage, rappelant ainsi le chapelet rachitique. L'appendice xyphoïde est remarquablement petit.

L'humérus est moyennement épaissi; mais les os de l'avant-bras présentent un épaississement énorme; notamment le cubitus à son extrémité supérieure, le radius à son extrémité inférieure, sont à un haut degré hypérostosés. De même, tous les os du carpe, les métacarpiens et les os des phalanges sont notablement épaissis, élargis et hyperostosés. En revanche, sur tous ces os on ne constate aucune augmentation notable en longueur.

La colonne vertébrale présente une cyphose arrondie, progressive, comprenant toute la région lombaire. Les apophyses épineuses des vertèbres dorsales inférieures et de toutes les vertèbres lombaires ont une largeur notable et un développement massif; celles des vertèbres supérieures, au contraire, sont normales.

Pour les os du bassin, rien à signaler.

Les fémurs sont certainement épaissis, mais à un degré modéré. La région du genou est fortement épaissie, mais facilement mobile. Les mouvements de l'articulation sont assez libres. Les os de la jambe sont hypérostosés et épaissis d'une façon énorme, surtout dans les épiphyses, spécialement les inférieures, mais aussi dans leur partie moyenne. Les régions tibio-tarsienne et métatarsienne se trouvent ainsi renflées avec un contour informe, ce qui est dû en partie à l'augmentation de volume des os du tarse; les os du métatarse et ceux des phalanges sont notablement épaissis, sans être en même temps augmentés de longueur.

La musculature est un peu pauvre en général, mais encore capable d'exécuter tous les mouvements; mais la force grossière est très faible. Pas de parésie ni de paralysie véritable, non plus qu'une atrophie réelle en aucun point.

Les mouvements des articulations sont assez libres, sauf pour celles du pied, de la main, ainsi que du coude. Pas de douleurs ni de craquements.

La peau, aux membres supérieurs comme aux inférieurs, est très tendre et mince; on peut y former des plis grands et sans

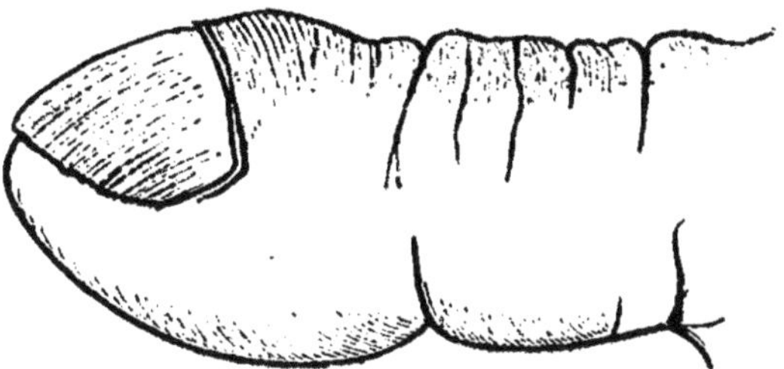

Fig. 8. — Pouce de W. Hagner.

résistance. Le tissu conjonctif sous-cutané est lâche et sans résistance, et ne contient pas de graisse : c'est seulement à la paume de la main et à la plante des pieds, ainsi qu'au bout des doigts et des orteils, qu'il présente un développement plus considérable.

C'est justement là ce qui produit l'état anormal et si caractéristique des doigts et des orteils. Ils sont tous épaissis, surtout aux phalanges terminales, qui ont en même temps pris la forme d'une boule par suite de la courbure excessive des ongles énormément élargis : c'est une variété de « doigts en baguette de tambour », mais telle qu'on n'en saurait guère voir d'aussi gigantesque; cela est surtout marqué au pouce et au gros orteil. Les ongles sont très larges; ils ne sont pas notablement raccourcis; fortement recourbés; la plupart striés en long, quelques-uns aussi en travers; plusieurs en voie de renouvellement.

Aucun trouble de la sensibilité cutanée musculaire farado-cutanée.

Les réflexes cutanés sont énergiques; les réflexes tendineux, normaux.

L'excitabilité mécanique des muscles est bien conservée et énergique; les secousses ainsi déterminées sont en partie notablement paresseuses, spécialement dans le deltoïde.

Électriquement, dans les nerfs moteurs, presque partout réactions normales; seuls les nerfs péroniers montrent une diminution modérée de l'excitabilité électrique et galvanique. La résistance de la peau est assez prononcée.

Les organes des sens sont normaux. La vue serait un peu troublée.

L'examen méthodique des yeux (Dr Pinto) donne des deux côtés S = 6/9; à l'œil gauche, léger trouble du cristallin; dans le fond de l'œil, rien d'anormal.

La langue est normale, sans hypertrophie.

Intelligence, mémoire, sommeil normaux. Aucun mal de tête; pas de vertige.

L'examen de la poitrine révèle en haut, au-dessus du cœur, une matité anormale qui commence à la hauteur du troisième cartilage costal, englobe toute la partie supérieure du sternum, et s'étend de chaque côté à environ 2 centimètres en dehors du bord latéral du *manubrium sterni*, et a sa limite supérieure, à la hauteur de la clavicule. La hauteur de cette zone de matité est de 10 centimètres; sa limite inférieure, de 7 centimètres; sa limite supérieure, de 13 centimètres. Cette matité n'est pas absolue, mais assez prononcée; ses limites, faciles à déterminer. Dans son territoire, on entend partout des bruits du cœur faibles et purs, et le murmure vésiculaire très affaibli. Mais le doigt enfoncé dans la fosse jugulaire ne découvre aucune tumeur à cet endroit.

Le foie, la rate, les organes abdominaux ne présentent rien d'anormal; appétit et selles normaux.

Parties génitales normales; le pénis n'est nullement augmenté de volume; urine tout à fait normale, D = 10/20.

Artères radiales très petites; pouls faible; parois artérielles ni flexueuses ni rigides; artère temporale gauche à peine visible, la droite pas du tout. Aucun signe d'artério-sclérose à toutes ces artères non plus qu'aux carotides.

Observation III, Friedreich-Erb. — Homme de 22 ans. Carl Hagner, frère du précédent. Chez lui, les premiers débuts de l'affection se sont montrés à l'âge de 17 ans, à peu près au même âge que chez son frère. Aucune cause connue, aucune douleur.

L'augmentation de volume, progressive, envahit d'abord les pieds, puis les jambes et les genoux. Environ un an après, l'affection se montra aussi aux mains et aux bras. Dans les deux dernières années elle n'a plus fait de progrès. En 1867, Friedreich constata le même épaississement monstrueux que chez le frère aîné des os précédemment nommés; mais il n'y avait qu'un moindre degré, quoique encore notable, d'hypertrophie pour les fémurs, les humérus, et les côtes, notamment au niveau des insertions costales, le sternum, les os du bassin, les scapulums; au contraire, un degré d'hypertrophie très-accentuée pour les rotules et les clavicules. Parmi les os de la face, l'hypertrophie portait surtout sur les os malaires, comme chez le frère; au contraire, manquait l'hypertrophie bien prononcée, chez celui-ci, de la partie osseuse du palais et des processus alvéolaires.

Chez les deux frères, même hypertrophie proportionnée et lisse des os, surtout au niveau des épiphyses des os longs, même épaississement de la peau aux mains et aux pieds, même développement colossal des ongles. Quant aux cartillages, il y avait seulement un épaississement du cartilage du nez; il n'y en avait aucun pour les cartilages de l'oreille, des paupières, de l'épiglotte.

La hauteur du corps était de 178 centim. Chez Carl, la musculature est en général plus forte et mieux nourrie que chez son frère : aussi, peut-il se livrer à des travaux assez pénibles, et ne fatigue-t-il pas aussi aisément dans la station debout et dans la marche; chez lui on ne trouve pas non plus la sensation de chaleur brûlante et la tendance à suer. Quant aux organes internes et aux fonctions végétatives, tout est absolument normal.

Lorsque tout récemment (en 1887), M. Erb eut l'occasion de revoir ce malade, il put constater que les phénomènes d'hypertrophie des membres avaient augmenté chez lui, relativement davantage que chez son frère; de telle sorte que cette hypertrophie était encore plus marquée que chez celui-là. Les renseignements complémentaires fournis par M. Erb sur ce malade sont tout-à-fait concordants à ceux qui ont trait à son frère, et que nous avons consignés en détail : nous n'aurons donc pas à y insister aussi longuement dans ce cas.

La taille n'a pas varié : elle est restée de 178 centim.

Rien au crâne ni à la face, rien notamment au maxillaire supérieur; la voûte du palais, les processus alvéolaires sont normaux.

Le nez est un peu dilaté à son extrémité, avec abondante acné rosacée et veinosités; longueur 65 millim.; plus grande largeur, 45 millim.; plus grand diamètre de la narine, 15 millim.

Les oreilles sont normales : 75 millimètres.

Le cou est mince; le larynx, d'aspect normal : on ne sent pas le corps thyroïde. Scapula notablement épaissis, surtout au niveau de l'épine.

Les clavicules sont augmentées de volume et irrégulières à leur partie moyenne, et surtout à leur extrémité acromiale. Sternum large et massif, à extrémité supérieure épaissie. Angle de Louis nettement prononcé. Les côtes sont larges; le processus xyphoïde, nullement hypertrophié.

L'humérus est épaissi, surtout à son extrémité inférieure. Les os de l'avant-bras sont augmentés de volume; leurs épiphyses très développées.

Os de la main, du métacarpe et des doigts très gros; mais pas d'allongement de tous ces os.

Les articulations de phalanges sont remarquablement mobiles : elles peuvent presque toutes être portées dans l'hyperextension. Le rachis est normal ainsi que les os du bassin.

Les fémurs sont épaissis, surtout au voisinage des genoux.

Les genoux sont fortement épaissis ainsi que les rotules. En dehors et au-dessus du genou, existe un bourrelet rond et très mou (bourse séreuse... tissus adipeux ??). Les os de la jambe sont énormément épaissis, surtout au niveau des épiphyses.

La région du cou-de-pied est tuméfiée d'une façon informe, la jambe, augmentée de dimension de haut en bas (jambe d'éléphant).

Les os du pied et des orteils sont très augmentés de volume, mais nullement en longueur.

La musculature est bonne : on ne constate ni parésie ni atrophie.

Les mouvements sont un peu limités dans les articulations du cou-de-pied et du poignet, légèrement aussi au coude.

La peau est normale partout et nullement épaissie, sauf à la paume des mains et à la plante du pied, où l'épiderme, le derme et le tissu sous-cutané sont épaissis : cet épaississement acquiert aux extrémités des doigts et des orteils un degré très marqué.

Les ongles sont très élargis, striés en long, recourbés, présentent de nombreux éclats; leur croissance aux doigts serait très rapide.

La sensibilité est normale; les réflexes tendineux existent même aux extrémités supérieures; il y a une légère diminution de l'excitabilité faradique et de la galvanique dans les nerfs péroniers.

Vue, ouïe, goût, odorat, entièrement normaux; mastication, déglutition et parole normales.

La langue n'est pas hypertrophiée.

Intelligence, mémoire, sommeil normaux; pas de céphalalgie.

La matité rétro-sternale existe comme chez le frère aîné.

Le pénis a un volume ordinaire.

L'urine est normale, les phosphates sont abondants.

L'apparence générale est vigoureuse.

Pouls, 64, 72. Pas d'artériosclérose.

Maxillaires supérieur et inférieur normaux; les processus alvéolaires ne sont pas épaissis; la voûte palatine a une forme régulière.

La colonne vertébrale est entièrement normale, droite et parfaitement mobile, sans aucun épaississement.

La région de l'articulation tibio-tarsienne est gonflée d'une façon informe; de sorte que la jambe tout entière a une tendance à augmenter de dimensions de haut en bas (jambe d'éléphant). Les pieds sont tout à fait gigantesques, les bottes du malade sont d'une grandeur et d'une largeur phénoménales.

Observation IV (Saundby) (1). — John W., 37 ans, entre à l'Hôpital général le 21 août 1888, se plaignant d'un gonflement des mains, des jambes et des pieds et de douleurs dans les poignets et les genoux.

Depuis quatre ans, il souffrait, pendant l'hiver, d'une bronchite; à part cela, il avait joui d'une bonne santé. Sa profession de chauffeur l'exposait à de grands changements de température.

Son père avait été rhumatisant. Il avait perdu son père, sa mère et trois frères; une sœur était vivante et en bonne santé. Marié, trois enfants bien portants; deux autres morts, l'un des convulsions, l'autre de cause inconnue.

Quatorze semaines avant son entrée à l'hôpital, difficultés à mettre ses bottes. Le gonflement commença sur le dos du pied. Quinze jours plus tard, des douleurs dans les articulations tibio-tarsiennes et dans les genoux, et bientôt après dans les poignets; en même temps ses genoux enflèrent et devinrent raides. Au bout de trois semaines, le dos des mains commença à enfler, en même temps que les douleurs dans les poignets l'obligeaient à cesser son travail. La douleur était assez aiguë et provoquée par les mouvements de la jointure. Affaiblissement, tandis que ses pieds prirent un tel accroissement qu'ils ne pouvaient plus entrer dans ses bottes. — A cette époque, il commença à se sentir altéré. Ses pieds atteignirent leur volume actuel en trois semaines environ, tandis que les mains s'accrurent plus rapidement : en une semaine environ.

(1) Robert Saundby, *A Case of Acromegaly* (*Illustrated medical News*, 1889.)

État actuel. — Au moment de son admission, il ne souffrait plus de la soif. C'est un homme bien développé, assez maigre, blême Pas de modification du visage. Température, 98,5 (F). Respiration, 20. Pouls, 90. Le phénomène le plus frappant est l'accroissement considérable de ses mains et de ses avant-bras, dont les os aussi bien que les parties molles étaient très hypertrophiés. Le radius gauche avait deux fois l'épaisseur normale, et le cubitus était épaissi à son extrémité inférieure; le radius et le cubitus droits étaient encore plus gros. La main droite était plus volumineuse que la gauche. Les doigts étaient épaissis, et leurs extrémités bulbeuses; ceux de la main droite avaient un plus fort volume. Les ongles étaient plus convexes que normalement.

La peau n'était ni œdémateuse, ni épaissie, mais ses plis étaient

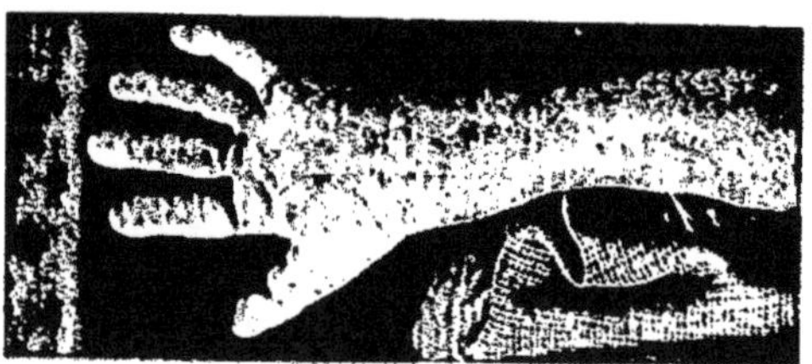

FIG. 9.

plus larges qu'à l'ordinaire, et elle était parsemée de taches de pigmentation jaunâtre. Les poils des mains étaient normaux.

Les veines de l'avant-bras étaient très gonflées, l'artère radiale très augmentée de volume.

Les dimensions des genoux étaient accrues : le droit était le plus gros; leur gonflement était dû en partie à de l'effusion de synovie, en partie à une augmentation du volume de la rotule et de la tête du tibia et du péroné. Les veines au niveau des genoux étaient grosses et pleines.

Les jambes au-dessous des genoux étaient uniformément élargies en descendant jusqu'aux malléoles. La droite était la plus grosse : il y avait un gonflement particulièrement prononcé au niveau de l'articulation tibio-tarsienne, gonflement dû à de l'effusion de synovie. Les pieds étaient accrus en largeur et en épaisseur, rappelant les pieds dans les premiers stades de l'éléphantiasis. Les orteils étaient épaissis. Il y avait un peu d'œdème des jambes et des pieds.

Rien d'anormal quant aux ongles, à la peau, ou aux poils des extrémités inférieures. Les mouvements de toutes les jointures affectées étaient diminués. Il ne pouvait pas fermer complètement la main droite.

La pression des deux mains était affaiblie, ses bras étaient bientôt fatigués, et il était maladroit de ses mains, bien qu'il pût encore boutonner ses vêtements. La marche causait de la douleur derrière les genoux et dans l'articulation tibio-tarsienne. Les côtes, les clavicules et les crêtes iliaques se montraient épaissies.

Les oreilles étaient larges, et leurs fibro-cartilages épaissis. Les cartilages du larynx paraissaient normaux.

La peau de la trachée était tout à fait lâche; on ne sentait pas de corps thyroïde. La face était maigre plus que d'habitude.

L'arcade zygomatique et les os malaires étaient proéminents, le nez large, les fibro-cartilages probablement épaissis.

Le menton était long et pointu, mais le maxillaire inférieur ne paraissait pas épaissi, et, comparé avec une ancienne photographie, semblait de dimensions normales.

Les sutures du crâne n'étaient pas particulièrement marquées, à l'exception de la sagittale. Pas de développement spécial des diverses protubérances.

Son état mental, lors de l'admission, parut tout à fait normal; mais avant sa sortie, il sembla parfois un peu divaguer et être enfantin.

Pas de perte de la mémoire, de céphalalgie, d'affection des sens spéciaux ou de vomissements.

Il se plaignait d'engourdissements dans les mains, mais la sensibilité cutanée générale était normale.

Les muscles s'étaient atrophiés, et il y avait diminution de la force musculaire. La plupart des muscles présentaient des contractions locales quand on les frappait légèrement.

Les réflexes patellaires et du biceps étaient absents; les réflexes plantaires et les autres réflexes superficiels étaient exagérés. Les pupilles réagissaient à la lumière et à l'accommodation. La langue n'était pas augmentée de volume; les dents mauvaises; le reste de l'appareil digestif normal.

Le cœur n'était pas gros; les bruits purs, mais faibles; pouls plein, régulier, compressible, 90 à 96°. Respiration un peu rude en arrière; un peu de toux avec expectoration de muco-pus épais.

Urine 1020 alcaline; pas d'albumine ni de sucre.

La température fut prise constamment, et se trouvait d'habitude 99 à 100°; par occasion elle atteignait 101°. — Pas de sueur.

Le malade souffrait d'un assez violent catarrhe bronchique, et s'affaiblissait d'une façon évidente.

Le 18 octobre, le malade sort de l'hôpital; 10 jours après, il meurt.

L'autopsie fut faite chez lui et dans des circonstances défavorables.

Le corps pituitaire était de taille et d'aspect normaux, le corps thyroïde atrophié. Cœur gros et mou. Dans chacun des poumons se trouvait une tumeur que l'examen microscopique démontra être un sarcome à cellules fusiformes, et dans le voisinage il existait de la pneumonie en voie de caséification.

Observation V, de Elliot(1). — G. S., 27 ans, travailleur agricole; bons antécédents héréditaires, pas de syphilis. Avait toujours été en bonne santé jusqu'en février 1886, époque à laquelle il commença à éprouver des douleurs dans les genoux et les épaules. Il entra pour peu de temps, en 1886 (octobre), à l'hôpital de Hull : à cette époque il n'existait aucune difformité constatable, et on pensa à des douleurs rhumatismales. En décembre 1886, à l'hôpital de Beverley, pour la première fois on remarqua que ses mains et ses pieds étaient augmentés de volume. Reçu en juin 1887 à l'infirmerie de Hull, il présentait les symptômes suivants : Extrémités supérieures œdémateuses depuis le bout des doigts jusqu'à mi-hauteur de l'humérus. L'augmentation de volume n'était d'ailleurs que partiellement due à l'œdème; toutes les phalanges, les métacarpiens, les radius et les cubitus pouvaient être sentis manifestement hypertrophiés. Pour les extrémités inférieures, le gonflement s'étendait des orteils jusqu'aux genoux; ces derniers étaient augmentés de volume. Ici aussi on pouvait constater que l'augmentation de volume était due en partie à l'épaississement des os. Les clavicules et quelques côtes du côté droit étaient plus grosses que normalement. Il existait un épanchement pleural au-dessus de la moitié inférieure du poumon droit. Les paupières étaient très épaisses. La peau de la face et du dos des mains présentait de nombreux nodules aplatis d'un diamètre d'un huitième de pouce environ. Au niveau du tronc, il existait d'une façon générale une hyperesthésie plus ou moins prononcée. L'action du cœur était régulière et assez forte; la pointe était un peu déviée à gauche. On trouvait quelques ganglions tuméfiés dans les deux aines. La température était ordinairement augmentée entre la nor-

(1) G.-F. Elliot, *Multiple sarcoma associated with osteitis deformans.* (*Lancet*, 1888, 28 janvier, p. 170.)

male et 100°, une ou deux fois 101 ou même 102° F. Environ 1 mois après son entrée, il fut pris d'une diarrhée pénible, qui persista, malgré tous les traitements, jusqu'au moment où il quitta l'infirmerie: cette diarrhée l'affaiblit considérablement. Malheureusement il voulut retourner chez lui le 9 septembre 1887, et mourut 9 jours plus tard, sans avoir été vu par aucun médecin. La durée de sa maladie peut donc être considérée comme ayant été de 19 mois en tout, ou de 9 mois après le moment où s'est montrée l'augmentation du volume des os.

Observation VI, de Fraentzel (août 1888). — M..., homme de 58 ans, charron, de Reinickendorf, entra le 25 janvier 1888 à la Charité de Berlin, dans le service de M. O. Fraentzel, avec les signes d'une phtisie pulmonaire très prononcée, et si faible qu'il ne pouvait quitter le lit. Rapidement le malade mourut (26 avril). Une bonne photographie avait été prise pendant la vie.

Le malade est d'une famille exempte de tuberculose; il était vigoureux à sa naissance. Déjà, dans son enfance, ses extrémités étaient d'une taille énorme; ses mains étaient devenues d'un tel volume que, lorsqu'il voulut prendre un état, il fut, par cela même, contraint d'embrasser celui de charron. Vers l'âge de vingt ans, il commença à tousser; la toux ne s'aggrava que d'une façon tout à fait progressive. La tuberculose était surtout étendue dans le poumon droit.

Au commencement de sa vingtième année, il s'était montré de la polydipsie, qui dura jusqu'à la fin de sa vie; déjà, depuis sa jeunesse, conjointement avec la polydipsie, avaient eu lieu des excès alcooliques. Il buvait journellement au moins un litre de rhum. A l'hôpital, où il ne recevait que des quantités d'alcool beaucoup moindres, il buvait chaque jour plusieurs litres d'eau. Il n'a jamais éprouvé de boulimie; on n'a jamais constaté dans l'urine ni albumine ni sucre.

A un examen attentif se montrait, aussi bien à la face qu'aux parties terminales des extrémités, un développement singulier des os et des parties molles. Nez et maxillaires volumineux; les lèvres, notamment l'inférieure, formaient des bourrelets; les joues étaient comme de grosses poches pendantes le long du visage. La partie inférieure de l'avant-bras était notablement épaissie; le poignet, très large; les métacarpiens étaient assez éloignés les uns des autres. Les doigts, et surtout les ongles des doigts, avaient une circonférence colossale; les parties molles aux doigts et aux mains étaient fortement enflées et notablement pâteuses au toucher. Les mains faisaient tout à fait l'impression de pattes.

Les pieds montraient des altérations tout à fait analogues : les articulations du pied étaient notablement épaissies et larges; les métatarsiens et les orteils avaient un si énorme développement, qu'au premier coup d'œil ils attiraient l'attention. Mais ce n'était pas seulement les parties osseuses qui avaient ce développement, mais aussi les parties molles, comme cela se voyait très nettement sur les moulages des pieds faits après la mort.

Pour les autres organes du corps, à part les signes de phtisie pulmonaire, on ne constatait aucune modification pathologique; notamment, il n'y avait pas de goître, et on ne constatait au niveau de la poignée du sternum aucune matité.

Aucune anomalie analogue de développement chez les parents.

Au contraire, une de ses filles, âgée actuellement de onze ans, a déjà depuis de longues années des pieds remarquablement gros et on est obligé de lui donner des souliers de deux numéros au-dessus de ceux que portent les enfants de son âge. M. Fraentzel a constaté par lui-même que la plus jeune de ses deux filles était tout à fait saine; que l'aînée, au contraire, montrait, d'une façon tout à fait nette, aux mains et aux pieds le début de la maladie de son père. Le visage de cette jeune fille présentait un aspect tout à fait normal.

Quant au malade lui-même, il est de taille moyenne; la tête est pauvrement garnie de cheveux. Les parties molles de la tête sont très épaissies. Le nez est très fort; la longueur du dos du nez mesure 6 centimètres et demi; la largeur des ailes du nez est d'environ 5 centimètres. Les oreilles ont un aspect normal.

La peau dans la région du cou est flasque. La poitrine est fortement bombée, surtout dans la région de la poignée du sternum. La peau se laisse soulever en plis minces au niveau des bras, avant-bras, des mains, des cuisses, des jambes et aussi des pieds.

Les pieds et les mains sont légèrement œdémateux, la pression y détermine des godets.

Autopsie. — Toute la peau au niveau de la poitrine est remarquablement mobile. Le tissu cellulaire sous-cutané ne contient que des petits îlots de graisse entourés de tous côtés par de larges zones de tissus blanchâtres dans lesquels on peut reconnaître nettement des vaisseaux lymphatiques isolés.

La musculature est remarquablement pâle et flasque. Légère cypho-scoliose à gauche et en arrière.

A la surface interne de la dure-mère se trouvent, vers la base, des dépôts fibrineux très vasculaires.

Largeur de la glande pituitaire : 17-18 millimètres; diamètre maximum antéro-postérieur : 12 millimètres; épaisseur maxima : 8 millimètres.

La dure-mère très adhérente à la voûte du crâne. La voûte du crâne est lourde et épaisse; les sutures de la table externe sont conservées; au-delà de la suture lambdoïde, l'occipital fait une très forte saillie. Sur la table interne, les sutures sont un peu indistinctes.

Poids du cerveau : 1 kil. 400 gr.

Les cartilages costaux sont en partie ossifiés.

On ne peut trouver aucun vestige du thymus.

Les feuillets du péricarde sont soudés ensemble sur une assez grande étendue. Le cœur est volumineux : il mesure à sa base environ 12 centimètres et demi; même mesure environ pour la distance de la base à la pointe, et il contient une assez grande quantité de sang et des caillots. Le ventricule droit est dilaté et fortement hypertrophié, l'épaisseur de sa paroi est d'environ 15 millimètres. Les valvules sont intactes. Le ventricule gauche est flasque, un peu élargi; la musculature n'en est pas notablement épaissie; valvules normales.

Les bords latéraux de l'épiglotte se touchent presque. La luette est volumineuse et cyanotique, comme les autres organes du cou. Les cartilages du larynx sont ossifiés; toute la trachée est très fortement rougie. La corde vocale gauche est blanchâtre et épaissie au voisinage du ventricule. La langue est un peu volumineuse. Corps thyroïde peu développé; rien de viscéral à noter.

Observation VII, de Sollier (1). — Hôpital Tenon, M. le Dr Cuffer chef de service. Guy... Jean, 42 ans, journalier, ne présente rien de particulier dans ses antécédents héréditaires. Père mort à 74 ans, après trois semaines d'une maladie sur laquelle son fils ne peut donner aucun renseignement : il n'était pas paralysé; mère morte quand il était encore jeune, et il ne sait de quoi. Quant à lui, il a eu en Afrique, étant soldat, une fièvre, probablement typhoïde, qui dura deux mois. Pas d'accès intermittents; pas de syphilis, ni d'alcoolisme, ni de saturnisme. Il y a deux ans, il a été atteint d'une pleurésie purulente pour laquelle on lui a fait l'opération de l'empyème et dont la plaie n'est pas encore cicatrisée : elle donne encore lieu à une suppuration assez abondante.

Le début de l'affection pour laquelle il entre à l'hôpital remonte à un an environ. Il fut pris d'abord de douleurs dans les doigts et surtout dans les poignets; douleurs descendant du coude vers le

(1) *France médicale*, 1889, nos 68 et 69.

bout des doigts, survenant brusquement, presque comme des douleurs fulgurantes. Tout à coup, du jour au lendemain, ses mains devinrent impotentes, et il ne put plus que difficilement tenir les objets même d'un poids peu élevé. En même temps, il remarqua que ses mains commençaient à grossir. Deux mois après, des phénomènes analogues se produisirent du côté des membres inférieurs. Douleurs analogues partant du genou et descendant dans les orteils, puis parésie des jambes, et enfin hypertrophie des pieds.

État actuel. — Homme de constitution vigoureuse, mais amaigri; d'une taille de 1m,75 environ.

Membres supérieurs. — La force musculaire considérablement diminuée et les mouvements volontaires très faibles. Du côté droit, le malade peut avec peine mettre la main sur sa tête; du côté gauche, ce mouvement complet est presque impossible. Il en est de même pour placer les bras en croix. Les différents mouvements sont très lents, et s'accompagnent, en outre, d'un tremblement à oscillations peu amples, mais rapides, et qui va en augmentant à mesure que le but est près d'être atteint : ce tremblement, beaucoup plus marqué à gauche qu'à droite, persiste encore un peu après la cessation du mouvement; il se produit même quelquefois dans la main gauche au repos. Le pouce en particulier est animé d'un tremblement rapide analogue à celui de la paralysie agitante, mais les autres doigts ne participent que peu au tremblement.

Les mains sont très volumineuses, et leurs dimensions frappent à première vue.

L'hypertrophie porte sur toute la main régulièrement et sur le poignet. L'extrémité inférieure des os de l'avant-bras se renfle brusquement. Leur volume est beaucoup plus gros que le volume normal, et fait surtout contraste avec le reste des os de l'avant-bras.

Le malade a lui-même constaté cette augmentation de volume. Les doigts sont en massue; la phalangette est un peu en extension forcée sur la phalangine. Celle-ci est véritablement moins grosse que la phalange et la phalangette. Les ongles, qui autrefois étaient droits, sont maintenant hippocratiques, et présentent des dimensions très augmentées dans tous les sens. La force des mains est sensiblement diminuée, surtout à gauche, et le malade peut à peine s'en servir.

Le dynamomètre donne à droite 9, et à gauche 5 seulement. Les mouvements volontaires sont lents et difficiles; les mouvements de flexion sont à peu près complets pour le poignet droit, incomplets pour le gauche. Les mouvements de flexion des doigts présentent les mêmes particularités. La supination est presque impossible. L'impotence fonctionnelle est considérable.

Membres inférieurs. — Les pieds, hypertrophiés, le sont moins que les mains : le malade a été obligé de changer la pointure de ses chaussures. Comme aux membres supérieurs, l'hypertrophie débute brusquement au niveau de l'extrémité inférieure des os de la jambe. Les malléoles sont très volumineuses par rapport aux os de la jambe et au tarse. La voûte plantaire est un peu aplatie. Les ongles sont un peu moins déformés que ceux des mains, mais commencent à prendre le même aspect, surtout au gros orteil.

Marche. — La marche est difficile et s'accompagne d'un déhanchement de droite à gauche très marqué. Les genoux sont tournés en dedans et rapprochés l'un de l'autre, presque en contact. Le malade dit qu'autrefois il marchait les jambes bien droites, la pointe du pied tournée en dehors, et qu'il n'avait pas de déhanchement comme maintenant ; qu'il a de la peine à soulever les pieds du sol.

Tête. — La tête ne présente aucune hypertrophie, ni pour le crâne, ni pour le maxillaire inférieur particulièrement.

On voit, d'après les mensurations, que, pour les membres supérieurs, il semble y avoir atrophie musculaire du côté gauche, tandis que c'est le contraire pour les membres inférieurs. Toutefois, il semble que la diminution de volume porte assez irrégulièrement sur les divers groupes musculaires.

Thorax. — Le côté droit de la poitrine est fortement rétracté par suite de l'empyème dont le malade est porteur. La colonne vertébrale, au lieu d'être concave, est convexe en arrière ; les apophyses épineuses en sont saillantes et paraissent plus volumineuses qu'à l'état normal. Le malade a de la peine à se tenir longtemps dans la station assise, et est obligé de se coucher au bout de quelque temps. Les côtes ne sont pas augmentées de volume, et le sternum n'est pas projeté en avant, ni élargi. Enfin, par l'application du froid ou par la pression, on détermine des douleurs assez vives au niveau des épaules et de la saillie produite par la colonne lombaire. Atrophie des sus et sous-épineux, surtout du côté gauche.

Peau. — État ichthyosique de la région externe, un peu de la région interne de la jambe à la partie inférieure, et surtout à gauche. Sur tout le reste du corps il n'y a rien à signaler. Sudation excessive au niveau des pieds et de la partie inférieure des jambes.

Réflexes. — Les réflexes plantaires et rotuliens sont très exagérés des deux côtés. Il existe même une légère ébauche de clonus du pied. Le réflexe olécrânien est très exagéré, surtout à gauche. La contraction idio-musculaire est également exagérée.

Douleurs. — Le malade éprouve des élancements, des sortes de douleurs fulgurantes, qui ont ce caractère particulier de se faire sentir en même temps dans les quatre membres à la fois, jamais séparément dans l'un ou dans l'autre. Elles se reproduisent une dizaine de fois environ dans la journée, tantôt le matin, tantôt le soir, jamais la nuit. Elles cessent quelquefois pendant un ou deux jours, jamais plus de six ou sept. Elles commencent généralement aux coudes pour les membres supérieurs, aux genoux pour les inférieurs, et gagnent de là l'extrémité des membres; mais depuis quelque temps, elles remontent au-delà des coudes, jusqu'aux épaules, et au-dessus des genoux. Elles sont tantôt ascendantes tantôt descendantes, mais beaucoup plus rarement.

Pas de douleurs en ceinture, pas de crises viscérales. Dans tous les derniers temps de son séjour à l'hôpital, douleurs de tête qu'il n'avait jamais ressenties jusque-là.

Sous l'influence de la chaleur du lit, et même sans cela, il y a une sensation de cuisson pénible au niveau des pieds et des jambes. Les parties des os hypertrophiées sont douloureuses à la pression, ou, dans les mouvements, au voisinage des articulations; mais il est à remarquer que celles-ci ne sont pas douloureuses, elles présentent peu de craquements.

La notion de position des membres est conservée, mais le sens musculaire est légèrement altéré.

Si on dit au malade, les yeux fermés, de prendre son nez ou tout autre point du corps avec ses mains, il n'y arrive qu'après quelque hésitation.

Le *sens de la pression* est très altéré sur le dos des mains et les avant-bras : les pièces de 2 francs et de 1 franc ne sont pas perçues. Avec deux poids de 100 grammes, il pense que celui de droite pèse plus que le gauche. Des poids de 100 grammes placés sur la partie moyenne de la jambe ne sont pas perçus en tant que poids. Au cou-de-pied à droite, le poids paraît plus lourd; et au niveau de l'aine c'est le seul qui soit perçu, le gauche ne donnant que la sensation de contact.

La *sensibilité générale* offre des troubles extrêmement nets p.. r tous les modes, douleurs, contact, emperature.

Les troubles consistent surtout dans la diminution plutôt que dans des perversions de sensibilité. Il n'existe pas non plus d'anesthésie complète nulle part, mais seulement de l'hyperesthésie, qu'on apprécie surtout par comparaison, des parties homologues ou même des parties voisines du point atteint.

Ces modifications de la sensibilité sont irrégulièrement disséminées sous forme de plaques sur toute la surface du corps, y compris la tête; mais il y a tout au plus une concordance grossière entre les troubles des différents modes de la sensibilité. Il n'y a qu'à la plante des pieds qu'on observe de la perversion de la sensibilité. Le malade en effet, en ce point, éprouve une sensation de chaleur lorsqu'on y applique un objet froid.

Pas de retard de la sensibilité.

Les *sens spéciaux* n'ont subi aucune atteinte.

Depuis six mois, il a remarqué que la vue a baissé : il est obligé de lire de plus près. A 60 cent. il distingue seulement le lettres de 8 mill. de hauteur.

Il a souvent, même au lit. des étourdissements dès qu'il regarde en l'air. Quand il est debout, ils ne sont jamais assez forts pour le faire tomber. Il les compare à la sensation qu'il aurait d'un coup reçu sur la tête. Tout tourne autour de lui, mais il n'a pas de phosphènes, pas de signes de Romberg, ni d'Argyll Robertson.

Le *Larynx* ne paraît pas augmenté de volume, et la voix n'est pas modifiée, d'après ce que dit le malade; la langue est de volume normal; l'appareil vasculaire et l'appareil digestif ne présentent rien de particulier. Quant aux organes génitaux, la verge n'est pas hypertrophiée, et il n'a jamais eu ni incontinence ni retention d'urine.

L'état mental du malade est tout à fait normal.

Le peu de temps qu'il est resté en observation n'a pas permis de faire l'examen du fond de l'œil, ni l'exploration électrique des muscles qui paraissent atrophiés. Malheureusement, en effet, le malade, ne constatant pas d'amélioration dans son état, voulut absolument quitter l'hôpital au moment où on se disposait à le faire passer dans un service de chirurgie, pour y être opéré de sa fistule pleurale.

Observation VIII, d'Ewald (mars 1889). — Homme de 50 ans, entré à l'hôpital en se plaignant de faiblesse et d'abattement général. Les mains étaient très larges, les doigts extrêmement larges et longs; la peau semblait fortement épaissie; les mains avaient l'apparence de pattes, mais non dans la même mesure que sur la photographie des malades de Erb (frères Hagner). On remarquait particulièrement les extrémités des doigts renflées en massue, ainsi que les ongles, qui étaient rouges comme des pêches et striés en long. De même pour les pieds. En opposition de cette augmentation de volume du bout des doigts, les muscles des membres supérieurs et inférieurs n'étaient nullement développés d'une façon excessive.

Les avant-bras et les jambes répondaient, il est vrai, à la haute stature de cet homme, fortement osseux et pourvu d'un tégument cutané épais et de muscles puissants; mais la musculature du bras et de la cuisse était molle et émaciée, de sorte qu'il existait un contraste frappant entre le bras et l'avant-bras.

La sensibilité, les réflexes rotuliens, étaient bien conservés; on ne pouvait, à la palpation, trouver le corps thyroïde. Il existait un gonflement manifeste des ganglions supra et infra-claviculaires du côté gauche, et une matité qui se montrait sous la forme d'un triangle situé à la partie supérieure du sternum et superposé à la matité cardiaque, avec son sommet tourné vers en bas, et tout à fait comparable à la matité constatée par Erb dans ses cas.

Un second foyer de matité existait dans la région inférieure et postérieure du thorax, à gauche. Le cœur ne semblait pas augmenté de volume; la respiration était normale, mais un peu rude : elle était affaiblie en haut, en arrière, à gauche et abolie en arrière. Cet homme, étant soldat, avait servi dans la garde. Lui-même et sa femme affirment que l'augmentation de volume des mains et des pieds n'avait commencé qu'il y a deux ans environ : elle fut considérée comme due au rhumatisme goutteux, et le malade fut dirigé sur différentes stations thermales.

		centim.
Mensuration de l'articulation entre la 1re et la 2e phalange..		7
—	du petit doigt.	8
—	du médius.	8
—	de l'index.	8
—	de l'articulation métacarpo-phalangienne du pouce.	9,5

L'affection qui avait amené le malade à l'hôpital était une carcinose se manifestant par l'engorgement des ganglions claviculaires et par un épanchement pleural hémorrhagique. Au bout de trois à quatre semaines, la mort fut amenée par une pleurésie embolique. En outre des lésions très étendues de la carcinose, on constata que le corps thyroïde manquait complètement ainsi que le thymus. La matité constatée pendant la vie était due à la présence de ganglions du médiastin dégénérés.

Observation IX, de Marie-Gouraud. — Le nommé B..., Louis, âgé de 50 ans, se présente le 19 juin 1889 à la consultation de l'hôpital Cochin. Il se plaint d'un point de côté siégeant à la base du thorax à gauche. Depuis quelques jours, il est courbaturé. Il tousse beaucoup, dit-il, par quintes, et n'a pas d'expectoration caractéristique. Rien à la percussion du thorax. A l'auscultation, on entend à la base gauche quelques râles crépitants. La langue est bonne; le pouls est normal, mais un peu lent (64), et la température ne parait pas élevée sensiblement au-dessus de la normale. Pas de signes évidents d'artério-sclérose.

Pendant l'examen du malade, on est frappé des dimensions extraordinaires de ses mains et de ses pieds, nullement en rapport avec la taille de l'individu.

Malgré le peu de gravité de son affection thoracique, on lui propose d'entrer à l'hôpital dans le service de M. Gouraud.

Au bout de quelques jours de traitement et de repos, il est entièrement remis de la congestion pulmonaire légère qui l'a amené à l'hôpital, et on peut l'examiner au point de vue de l'état de ses extrémités si anormalement développées.

Le malade raconte qu'il est le seul de sa famille qui soit « aussi fort ». Son père est mort, à l'âge de 30 ans, de fièvre (?). Sa mère a succombé à 50 ans, au moment de son retour d'âge.

Un frère mort phtisique à 27 ans; un autre mort accidentellement à 30 ans; une sœur, âgée de 52 ans, très-bien portante.

Personne dans sa famille n'était remarquable ni par la taille, ni par la force, ni par le développement des pieds et des mains.

Il est né à la campagne, dans le département de l'Orne, et a travaillé dès son jeune âge aux travaux des champs. Il a marché de très bonne heure, et il entendait autour de lui tout le monde dire « qu'il promettait et qu'il serait assurément très fort ». Il affirme qu'il a toujours été comme ça, qu'il avait une grosse poitrine.

Il n'a jamais été malade. On ne trouve dans ses antécédents ni rhumatismes ni syphilis. L'augmentation de volume des os s'est faite sans aucune douleur. Pour tout antécédent morbide, il dit avoir eu, il y a douze ans, une attaque de fièvre intermittente (?) qui a cédé au bout de trois ou quatre jours à l'administration du sulfate de quinine.

B. fut réformé au moment du tirage au sort, surtout à cause du volume de ses pieds, qui le fit regarder comme impropre à la marche. Il habite Paris depuis trente ans, où il exerce le métier de garçon nourrisseur. Il soigne les vaches dans une vacherie, et, pour avoir quitté la campagne, il n'en continue pas moins à vivre comme les gens de campagne.

Aucun signe d'alcoolisme, mais le malade est loin d'être sobre.

Le facies du malade est un peu spécial; les traits sont réguliers, mais gros. Le visage est coloré, la peau est épaisse, un peu rugueuse, avec tendance à l'acné. Les orifices des glandes sébacées sont largement béants, la peau du visage est un peu grasse.

Les oreilles n'ont pas un développement exagéré par rapport à celui de la face; elles sont bien ourlées; les lobules sont petits.

Le nez est un peu gros et fortement coloré par l'acné rosacée.

Il n'y a pas d'asymétrie crânienne. Les diamètres de la tête sont les suivants :

Diamètre	antéro-postérieur.	18 1/2
—	mento-occipital et mento-bregmatique. . . .	23
—	bipariétal.	16
—	bimalaire.	13 1/2
—	bimastoïdien.	22
—	bi-auriculaire.	13 1/2

La circonférence de la tête, au niveau de la protubérance occipitale et de la partie moyenne du front, est de 56 1/2.

nez est certainement assez gros. Sa plus grande largeur est de 44 millimètres; le bout du nez est large; la cloison et les narines sont assez épaissies; largeur moyenne de la cloison, 8 millimètres. Varicosités très marquées des ailes et du bout du nez.

Les os de la face ne paraissent pas augmentés de volume.

La longueur du maxillaire inférieur, mesurée de l'articulation temporo-maxillaire à la partie inférieure et médiane de la symphyse mentonnière, est de 125 millimètres. Mais, si on fait ouvrir la bouche du malade, on constate un épaississement très notable du bord alvéolaire du maxillaire supérieur; au niveau des incisives, l'épaisseur de ce bord est de 11 millimètres, tandis que chez quatre sujets sains pris comme termes de comparaison cette épaisseur n'était que de 8 à 9 millimètres. Cet épaississement est encore plus notable aux extrémités du bord alvéolaire : l'extrémité du bord alvéolaire fait une saillie de près d'un centimètre en dedans et en arrière des dernières molaires, de telle sorte que la voûte palatine est dans toute son étendue très étroite et très profonde.

Le cou est plutôt grêle de circonférence; les clavicules et les omoplates semblent normaux.

Les organes génitaux ont un développement normal. Il existe un petit kyste du cordon à droite, et probablement aussi à gauche. Depuis bien des années il ne pense jamais aux femmes, « car tout ça n'est que des habitudes ».

Le corps thyroïde n'est pas augmenté de volume.

La langue est tout à fait normale, de même que les lèvres, et surtout la lèvre inférieure.

Les dents sont petites; quelques-unes sont atteintes de carie. Les incisives sont très courtes : elles semblent usées comme par la lime; ne fume pas la pipe; leur partie centrale est excavée, comme taillée en encoche d'une face à l'autre.

Il n'y a absolument rien de remarquable du côté des organes splanchniques. Il a un très fort appétit : ses voisins lui donnent une portion de leur pain pour le rassasier.

La peau de toute la surface du corps est fine, souple et blanche; le système pileux est modérément développé. Cicatrices d'acné sur la région sternale, sur le dos et les régions scapulaires; eczéma sec de la partie antéro-interne de la jambe droite, du creux poplité à la jambe gauche.

Pas de poils sur le thorax.

A la face, au cou, aux avant-bras et aux mains, on observe la coloration bistrée habituelle aux campagnards.

Quelques varices peu importantes des membres inférieurs, notamment au niveau du genou gauche.

La sensibilité est partout intacte.

Les muscles sont normalement développés. Le malade dit qu'il n'a jamais eu une force musculaire considérable, mais il ne se sent pas faiblir et a toujours travaillé sans fatigue. Force dynamométrique, 35 kilogrammes pour les deux mains. Sa taille est de $1^m,575$. Il dit avoir mesuré autrefois $1^m,63$.

Le coude est certainement augmenté de volume. A cette augmentation de volume semblent participer tous les os qui forment cette articulation, mais avec un degré moindre pour le radius; quant au cubitus, il est très hypertrophié : l'avant-bras ne peut être ni complètement fléchi, ni complètement étendu; la supination est également un peu limitée. Quant aux bras, il semble que le corps de l'humérus est un peu volumineux, mais non d'une façon correspondante à son extrémité trochléaire.

L'avant-bras lui-même, dans sa partie moyenne, ne semble nullement augmenté de volume (peut-être cependant la diaphyse des os est-elle en cette région encore un peu massive, mais nullement d'une façon comparable à ce qui se voit au niveau des jointures). A 67 millimètres au-dessus de l'apophyse styloïde du radius, on voit l'extrémité inférieure de l'avant-bras se renfler d'abord insensiblement, puis d'une façon plus accentuée; de telle façon que l'extrémité inférieure de l'avant-bras devient véritablement difforme. Ce renflement d'ailleurs est un peu plus marqué pour l'extrémité inférieure du cubitus que pour celle du radius; et, si l'on tient compte de la différence qui, à l'état normal, existe entre les volumes des extrémités de l'un et de l'autre os, on arrive à cette conclusion, que l'extrémité inférieure du cubitus est encore plus hypertrophiée que celle du radius.

Les poils sont de longueur à peu près égale sur tout le membre supérieur; mais, peu abondants et plus fins sur le bras, leur quantité augmente à partir de la partie moyenne de l'avant-bras, et c'est au niveau du renflement du poignet qu'ils atteignent leur maximum.

La peau de ces régions est normale.

Lorsqu'on arrive à la main, on constate une diminution de diamètre assez marquée; de telle sorte qu'en ne considérant que la main proprement dite (carpe et métacarpe), cette région semble avoir des dimensions presque normales.

Distance entre la partie moyenne du bord externe du premier métacarpien et celle du jambage supérieur de l'M palmaire, 55 millimètres.

Les métacarpiens ne présentent pas de dimensions exagérées, sauf peut-être à leur extrémité inférieure; et encore cela ne semble-t-il un peu manifeste que pour le second.

Distance entre l'interligne articulaire du dos du poignet et l'extrémité inférieure du troisième métacarpien, 80 millimètres.

Distance entre la partie moyenne du pli du poignet (face antérieure de l'avant-bras) et le pli de la base du médius, 110 millimètres.

Ce qui frappe dans l'étude de cette main, c'est que le volume de la main proprement dite (pouce excepté) est presque normal, et en tous cas n'a nullement subi une exagération comparable à celle subie par le poignet d'une part, par les doigts d'autre part. Cette remarque s'applique surtout au dos de la main.

Quant à la paume, on constate qu'elle est relativement plus volumineuse que le dos de la main.

Si l'on compare la distance verticale qui sépare le pli palmaire de la base des doigts avec le point de la région dorsale où se trouve l'interligne articulaire de la première phalange sur le métacarpien, on constate que cette distance est plus grande chez cet individu que chez un individu ordinaire : elle atteint pour le médius 20 millimètres (au lieu de 12 millimètres environ sur une main normale).

La longueur des doigts n'est pas sensiblement modifiée si on prend les mesures à la face palmaire en partant du pli de la base du doigt, et en allant jusqu'à l'extrémité de celui-ci. Mais, si on prend cette mesure sur la face dorsale, depuis l'interligne métacarpophalangien jusqu'à l'extrémité des doigts, il n'en est plus de même et les doigts paraissent alors augmenter de longueur (médius, 100 millimètres); il semble, en un mot, que les téguments de la paume de la main aient empiété sur la base des doigts de quelques millimètres.

Les plis palmaires sont assez profondément creusés.

Les éminences thénar et hypothénar ne sont pas très volumineuses.

Les bourrelets de la partie inférieure de la paume de la main sont assez prononcés.

Quant aux doigts eux-mêmes, ils sont très gros ; leur forme est à peu près normale pour les deux premières phalanges. Leur di-

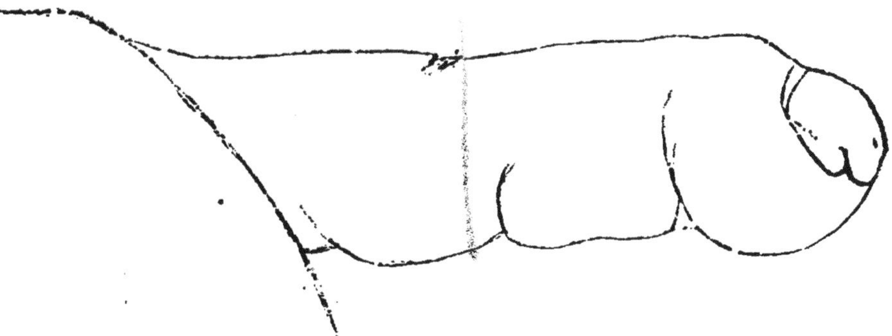

FIG. 19. — Médius de B..., grandeur nature.

mension maxima répond à l'articulation de la phalange avec la phalangine, mais est à peu près la même à ce niveau qu'à la base même du doigt (médius, 9 et demi). Un fait à noter, c'est que le diamètre transversal du corps de la phalangine semble presque plus gros que celui de la phalange elle-même, et, en tous cas, le volume de la phalangine est tout à fait uniforme dans toute son étendue. On ne constate pas cet étranglement qui existe à la partie moyenne de l'os à l'état normal.

Les dernières phalanges présentent un aspect tout à fait singulier. Elles sont recourbées de haut en bas, d'arrière en avant, et simulent ainsi des monstrueux doigts *hippocratiques*, en même temps que le renflement contribue à leur donner l'aspect d'une gigantesque *baguette de tambour*.

Vue de profil, l'extrémité des doigts, surtout celle du pouce, ressemble d'une façon frappante à une *tête de perroquet* avec son bec recourbé.

Les ongles sont énormes. Ils ont cette même forme recourbée signalée pour la phalangette. Ils sont relativement peu épais, nettement striés en long, et ont une tendance à présenter des éclats et des fentes dans le sens de leur longueur. La dernière phalange du pouce présente ce caractère d'une façon encore plus marquée. Le

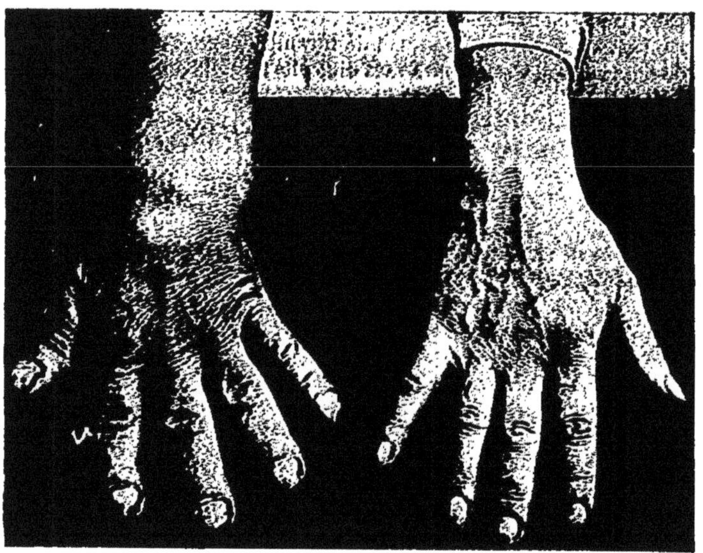

Fig. 11. — Main de B... comparée avec celle d'un adulte sain de même taille.

lit de l'ongle dans sa moitié inférieure présente une coloration rose-foncé assez manifeste.

La circonférence de la deuxième phalange du pouce est de 10 centimètres, tandis que la partie du pouce située immédiatement au-dessus de la dernière phalange ne mesure que 89 millimètres.

Le pouce est assez long, car son extrémité inférieure dépasse de 3 à 4 millimètres l'interligne articulaire entre la phalange et la phalangine de l'index, lorsqu'on accole ces deux doigts l'un à l'autre.

La peau des deux premières phalanges ne présente rien à considérer de spécial, sauf un volume considérable des papilles et des sillons interpapillaires; mais celle de la phalangette, surtout à la face dorsale, est très mince, lisse, et à son niveau on remarque sur la face dorsale une quantité de petites gouttelettes de sueur dont l'excrétion est incessante.

Quant aux mouvements des mains, il est à remarquer que c'est le volume seul des parties molles qui empêche de fermer complètement le poing; mais le malade dit n'être nullement gêné pour les différents mouvements des doigts, et ceux-ci semblent assez libres (bien entendu pour une main de travailleur agricole); il peut notamment traire ses vaches sans difficulté; les différentes phalanges peuvent être aisément étendues ou fléchies. Cependant le malade est maladroit: c'est ainsi qu'il peut difficilement boutonner et déboutonner ses vêtements. Les phalangettes peuvent être facilement portées en hyperextension.

Ses cuisses sont peu volumineuses: circonférence, à 10 centimètres au-dessus de la rotule, 40 centimètres.

Ses genoux, au contraire, sont très gros; ils font une saillie antérieure très considérable, plus de 3 centimètres au-dessus du plan du bord antérieur du tibia. En arrière, il n'y a pas de déformation apparente. Sauf peut-être un peu d'élargissement, diamètre transversal au niveau de la tête du péroné, 115 millimètres.

Le plateau du tibia semble être considérablement augmenté de volume et jouer un grand rôle dans les dimensions d'accroissement des genoux. L'extension complète du genou est assez difficile, pour le malade, à exécuter spontanément; passivement on arrive à rendre l'extension presque complète. Le mollet est peu marqué; sa plus grande circonférence est de 318 millimètres. Mais à la partie inférieure de la jambe, on voit les deux malléoles se renfler d'une façon extraordinaire. A 10 centimètres au-dessus de l'interligne de l'articulation du cou-de-pied, le diamètre transversal de la jambe est de 73 millimètres; au niveau des malléoles, il est de 112 millimètres. La malléole interne fait une saillie relativement plus brusque que l'externe.

La largeur de la malléole externe semble être de 4 centimètres. Toute l'extrémité inférieure du péroné est augmentée. La largeur de la malléole interne est de 6 centimètres et demi. Le tendon d'Achille n'est pas augmenté de volume.

Le pied proprement dit n'est pas très gros. Épaisseur du pied de la plante à la partie la plus élevée (base du premier métatarsien), 65 millimètres. Le pied est assez plat. Le gros orteil, très volumineux, porte un ongle très bombé. La phalange unguéale est beaucoup plus grosse que la première phalange, 123-113 millimètres. Au reste, pour tous les autres orteils, mêmes caractères : les deux premières phalanges sont à peu près normales; au contraire, les phalanges unguéales sont colossalement renflées, au point de paraître le double des phalanges qui les précèdent; même tendance à la sueur que celle notée pour les phalanges des doigts. Les mouvements des pieds sont relativement bien conservés. Les réflexes rotuliens ne peuvent être produits, mais il y a lieu de se demander s'ils sont réellement absents, ou bien si leur production n'est pas empêchée par les déformations subies par les genoux, déformations grâce auxquelles le tendon rotulier ne se trouve plus tendu comme normalement au-dessus d'un espace libre qui facilite sa percussion.

Le malade, vu par derrière, porte la tête un peu inclinée à gauche, l'épaule gauche beaucoup plus tombante que la droite; la partie droite du thorax est plus développée que la gauche; le rachis décrit une courbure à concavité gauche surtout dans la portion cervicale inférieure et dorsale supérieure. Il existe aussi une cyphose très marquée; en effet, les vertèbres supérieures jusqu'à la dernière cervicale ou à la première dorsale ont une courbure antéro-postérieure à peu près normale. Au niveau de la septième cervicale (ou première dorsale) on constate un enfoncement considérable dans lequel un doigt disparaît tout entier, comme si la partie sous-jacente du rachis avait été luxée en avant de la partie cervicale; et, à partir de cet enfoncement, le rachis présente une nouvelle courbure antéro-postérieure qui ne continue en rien la courbure des vertèbres supérieures.

Cette nouvelle courbure est assez régulière et constituerait un arc de cercle d'environ 50 à 60 centimètres de rayon; elle se termine exactement au niveau d'un plan horizontal, passant par les crêtes iliaques; sa partie inférieure est à rayon un peu plus court que la supérieure. D'après le malade, cette cyphose n'aurait guère débuté qu'il y a cinq ou six ans; il aurait tout d'abord éprouvé des douleurs lombaires quand, après être resté courbé, il voulait se relever. Le thorax prend un peu l'aspect d'un prisme triangulaire vertical dont l'une des arêtes est antérieure, les deux autres postérieures, correspondant à l'angle des côtés ou un peu en avant de celui-ci.

A la partie inférieure de la région dorsale, à droite, l'angle des côtes est particulièrement saillant. Les clavicules semblent normales dans toute leur étendue, sauf peut-être tout à fait à l'extrémité acromiale, où elles seraient un peu plus volumineuses.

Les omoplates sont déviées; elles ne paraissent pas déformées ni épaissies pour ce qui est du corps de l'os, mais l'épine en est certainement plus grosse que normalement, surtout à droite.

Les mouvements des articulations scapulo-humérales sont un peu limités, surtout pour la droite : quand on cherche à leur imprimer des mouvements, on détermine des craquements assez notables. Un fil à plomb placé sur la fourchette sternale tombe à deux ou trois centimètres de la ligne médiane. Tout le sternum est d'ailleurs dévié en bas et à droite. Au niveau de la première pièce sternale, et seulement à ce niveau, il existerait peut-être une légère submatité. (?)

Circonférence thoracique au niveau du mamelon, 96 centimètres. Sillon assez marqué entre le thorax et l'abdomen. Quand le malade est couché sur le dos, l'appendice xyphoïde et les fausses-côtes surplombent notablement l'abdomen (comme cela sé voit pour certains christs), quoique le malade ns soit pas très maigre.

En somme, l'aspect du thorax et du rachis est un peu différent, suivant qu'on examine le malade debout, assis ou couché ; mais toujours on constate un degré de déformation très accentué.

Observation X, de Waldo. — *Acromégalie* (??). — W. R., 54 ans, commis en drap, fut admis le 26 novembre 1887. Père et mère morts de cause inconnue. Bonne santé habituelle.

Il y a six mois, il sembla au malade que ses jambes devenaient faibles et que ses genoux se gonflaient. Il se plaignait aussi d'une sensation de raideur prononcée dans les jambes; il avait de la difficulté à mettre ses chaussures. Bientôt après ces premiers phénomènes, les mains et les doigts commencèrent à grossir. Il ne pouvait plus vaquer à ses occupations, par suite de trop grande faiblesse, quinze jours avant son entrée à l'hôpital. Quatre jours avant l'entrée, il eut une attaque, et on constata qu'il avait un peu partout des raideurs et contractions musculaires; puis il écuma, et finit par avoir une convulsion générale. Il dormit vingt-quatre heures ensuite.

Le malade est blafard et d'un teint cachectique; le facies amaigri, avec peau luisante et bouffie; arcades zygomatiques et orbitaires très proéminentes. Les deux mains semblent trop larges pour le corps; elles sont augmentées en largeur et en épaisseur, et ont l'apparence de véritables pattes. Les doigts sont augmentés et épaissis. Tous les tissus semblent participer à cette augmentation. Les articulations ne semblent pas plus malades que les autres.

Les muscles thénar sont quelque peu atrophiés, le malade ne peut pas fermer ses mains, ou, plus exactement, l'angle qu'il forme avec ses doigts sur la paume de la main dépasse un peu l'angle droit. Il a si peu de force dans ses doigts qu'il ne peut boutonner ses vêtements. Les clavicules sont toutes deux augmentées de volume, et les os du poignet semblent épaissis. A la percussion de la région supérieure du thorax, on ne trouve rien de correspondant à la matité triangulaire de Erb. Il y a une augmentation considérable des genoux, le gauche étant le plus volumineux. Cette augmentation est due à un développement exagéré des rotules et de l'extrémité des os longs. Les crêtes iliaques sont nettement épaissies; il n'y a d'œdème nulle part. Les veines des bras et du genou gauche sont dilatées, et les ongles des doigts et des orteils sont plus courbés que de coutume. Il n'y a pas d'augmentation de volume des os de la tête ni du maxillaire inférieur.

La pointe du cœur est sur la ligne mamelonnaire et à un pouce trois quarts au-dessous du mamelon.

Pas de thrill. On entend un souffle systolique sur toute l'étendue de la région précordiale. Toux avec légère expectoration muqueuse. Frottements pleurétiques avec signes d'épanchement à la base du poumon droit. La peau, vers l'extrémité supérieure du sternum, est très lâche, et les cartilages du larynx sont volumineux. Le lobe gauche de la glande thyroïde peut être senti, mais non point le droit. Légère céphalalgie ou autres douleurs vagues, et, seulement quand il s'asseoit sur son lit, un peu de vertiges. Les réflexes plantaires sont accrus, mais ceux du genou font presque défaut. Pupilles égales, réagissant à la lumière et à l'accommodation. Champ visuel normal. La mémoire est très défectueuse : elle est ainsi depuis six mois. Le processus mental est très lent; il est toujours assoupi; son parler est traînant et monotone. Dans les derniers temps, il avait des illusions morbides, s'imaginait que des gens venaient vers lui pour le tuer, concevait toutes sortes de soupçons sur sa nourriture. Il offrit aussi des signes de paralysie bulbaire, ne pouvait tirer sa langue, avalait avec la plus grande difficulté (alimentation par le rectum), et avait perdu la faculté d'expectorer et celle de retenir l'urine. Pas d'albuminerie.

Il eut parfois des attaques véritables de nausées et de vomissements pendant son séjour à l'infirmerie.

Quant aux sens spéciaux, celui du goût semblait perdu ; il n'y avait aucun engourdissement, et la sensibilité cutanée était normale. La température était au-dessous de la normale. Il mourut le 13 décembre 1889. L'autopsie montra : une cavité ovale dans la substance cérébrale de trois quarts de pouce sur un pouce et demi, située à l'extrémité postérieure de l'hémisphère droit ; une cavité d'un demi-pouce de diamètre située à trois quarts de pouce de la partie postérieure de la seconde circonvolution temporo-sphénoïdale gauche; une cavité située dans la partie antérieure de chaque lobe cérébelleux latéral, le gauche d'un pouce sur trois quarts de pouce, le droit un peu plus petit.

Le cœur montre une sténose aortique bien marquée, toutes les valvules se trouvant calcaires; les parois du ventricule gauche sont hypertrophiées. Le poumon droit offre à son lobe inférieur une large masse caséeuse. Les reins contiennent dans la substance corticale de petites cavités d'une dimension variant de la pointe d'une épingle à celle d'une baie de houx; quelques-unes contiennent du pus, et d'autres une substance gommeuse. Le foie est muscade; le lobe gauche du corps thyroïde existe, mais non le droit. Pas de thymus. Glande pituitaire normale en dimensions et en apparence. On ne peut faire aucun examen des os.

Observation XI, de MM. Spillmann et Haushalter (mars 1890). — M... (Félix), 45 ans, exerce la profession de mineur depuis l'âge de quinze ans : depuis cette époque, il passe environ dix heures par jour dans les galeries de mine. Son père, mineur comme lui, mort à 49 ans de la rupture d'un anévrysme; sa mère, toujours bien portante, est morte récemment à quatre-vingt-sept ans; un frère, mineur aussi, est mort à 36 ans d'une affection cardiaque; un autre frère, bûcheron, a une mauvaise santé et a fréquemment les jambes enflées. M... a trois enfants, âgés de quinze à vingt ans; deux exercent déjà la profession de mineurs : ils sont bien constitués et se portent bien.

Pas d'antécédents alcooliques, pas de syphilis.

A quinze ans, fièvre typhoïde; de 1872 à 1874, habitation très humide, où les murs étaient constamment mouillés : à ce moment, il a eu un rhumatisme articulaire aigu qui dura trois mois. Pendant quatre à cinq ans, il ressentit, après son rhumatisme, des douleurs dans les membres; puis ces douleurs disparurent. M..., vigoureux, fortement constitué, jouit sans interruption d'une excellente santé jusqu'en 1887. Jamais il n'avait de rhume, jamais il ne toussait, jamais il n'éprouvait de gêne respiratoire.

Au milieu de 1887, il commença à se plaindre, pendant trois mois, de douleurs dans les membres et de courbature : lorsqu'il rentrait le soir de la mine, il était plus fatigué que d'habitude; puis bientôt il s'aperçut que ses poignets grossissaient, et, comme il éprouvait une certaine gêne dans les mouvements, il se mit des poignets en cuir, comme font du reste certains ouvriers; presque en même temps, ses pieds augmentaient de volume. Un jour, sa femme lui fit remarquer que ses ongles se courbaient. Peu à peu, les genoux et les coudes devinrent gros et douloureux; mais les mains surtout augmentaient de volume. Pendant deux mois, M... continua encore à travailler. Au commencement de 1888, il dut cesser d'aller à la mine : il resta chez lui, gêné dans tous ses mouvements, impotent, souffrant dans la continuité des os et dans les articulations. Depuis le début de 1888, il se trouve à peu près dans l'état où il est maintenant; la maladie s'est développée en quelques mois, et depuis deux ans, quoique s'aggravant toujours, elle aurait fait peu de progrès. Depuis le 18 mai environ, les membres s'atrophient. Il a commencé à tousser un peu depuis le commencement de 1889.

A quelques détails près, l'état du malade constaté par les auteurs fut trouvé le même en 1888 et en 1890. Le voici tel qu'ils l'ont trouvé en février 1890, avec les différences constatées aux deux époques :

Février 1890. — M... (Félix) est un homme de $1^{m},74$: au premier abord, on est frappé par l'énorme dimension des articulations des mains et des pieds.

Peau, système pileux, sueur. — La peau est pâle, d'un blanc sale; elle est sèche et un peu squameuse : le tissu cellulo-adipeux a presque complètement disparu.

Le système pileux sur le corps est peu développé et a toujours été tel.

Depuis qu'il est malade, M... a remarqué que ses cheveux croissaient bien plus rapidement qu'auparavant : les poils de sa moustache, qu'il est obligé fréquemment de couper, sont actuellement fort longs; leur consistance n'a pas varié.

Avant sa maladie, M... transpirait beaucoup, même au lit : depuis qu'il est malade, les sueurs sont complètement arrêtées, sauf aux pieds, quelque couvert qu'il soit.

M... est devenu très sensible au froid : il trouve que l'on ne fait jamais assez de feu; il a toujours les mains glacées, et, de fait, elles donnent au contact l'impression d'une peau de reptile; au contraire, il éprouve constamment, et surtout la nuit, une sensation de brûlure dans les pieds; et, quoiqu'ils soient, dit sa femme, quelquefois froids comme glace, il les sort de son lit pour les exposer à l'air.

Muscles. — D'une façon générale, les muscles sont diminués de volume et flasques aussi bien aux membres qu'au tronc : cette atrophie est également répartie à tous les groupes musculaires; tous les mouvements cependant sont possibles, dans les limites permises par les articulations malades.

En novembre 1888, il y avait dans les muscles des frémissements musculaires nets, disparus en février 1890.

Le malade ne pouvant fermer la main, il est impossible de mesurer la force dynamométrique.

Système nerveux, douleurs. — L'intelligence, la mémoire sont intactes; depuis sa maladie, M... serait devenu un peu irritable et mélancolique.

Les organes des sens sont normaux.

La sensibilité sous toutes ses formes est intacte.

M... éprouve presque constamment, dans la marche et surtout dans la nuit, des douleurs lancinantes, térébrantes, dans les articulations et dans la continuité des os : les douleurs très-vives à la colonne lombaire forcent le malade à marcher courbé en deux.

Les parties molles des membres ne sont pas douloureuses à la pression; mais la pression des différents os est très pénible.

Le réflexe patellaire est en partie conservé.

Le *tube digestif* ne présente aucun phénomène pathologique; la soif est vive, et M... est obligé de se contraindre pour ne pas se laisser aller à boire.

Le foie, la rate sont de volume normal.

Le *cœur* n'est pas augmenté de volume; les bruits du cœur son réguliers, un peu sourds; les artères périphériques ne sont ni rigides, ni flexueuses; le système veineux cutané n'est pas plus développé que normalement.

Les ganglions ne sont pas augmentés de volume.

Appareil respiratoire. — Depuis un an seulement, M... tousse un peu. A l'auscultation, le murmure vésiculaire est faible partout; sous la clavicule droite, il est très diminué, et au même niveau la sonorité est amoindrie; çà et là on entend quelques râles bulleux et sibilants, rares. Nous supposons qu'il s'agit d'une tuberculose à son début.

Pas de souffle interscapulaire; quelques crachats un peu purulents le matin.

Le *larynx* n'est pas augmenté de volume; la voix ne s'est pas modifiée.

Le *corps thyroïde* est petit et peu perceptible.

Les *organes génitaux* n'ont pas subi de modification de volume : depuis plus d'un an les désirs vénériens sont abolis chez M...

Urines. — Deux analyses d'urines, faites l'une en novembre 1888, l'autre en mars 1890, n'ont fourni aucune indication spéciale.

En 1888, l'urine avait 1021 de densité : elle contenait, pour 24 heures, 28 grammes d'urée, 9 grammes de chlore, des chlorures,

$1^{gr},60$ d'acide phosphorique total; chiffres à peu près normaux.

En 1890, la densité est de 1022, l'urée des 24 heures est de 14 grammes, l'acide urique est de $0^{gr},30$, le chlore des chlorures de $0^{r},25$, l'acide phosphorique total de $0^{gr},65$; ces chiffres sont assez notablement inférieurs à la moyenne.

Jamais on ne constata ni albumine, ni sucre, ni matières colorantes anormales.

État de la tête, des membres, des extrémités, des os, des articulations. — La forme du crâne et de la face ne présente rien d'anormal; elle est du reste ce qu'elle a toujours été.

Les bosses frontales et occipitale n'ont pas augmenté de volume; le malade met les mêmes coiffures qu'avant sa maladie; les os du crâne ne sont pas douloureux.

Les os de la face, et en particulier les apophyses zygomatiques, les os du nez, le maxillaire supérieur et inférieur sont normaux. Les cartilages des oreilles et du nez ne sont pas augmentés d'épaisseur. Les dents n'ont subi aucune modification depuis la maladie. Les paupières ne sont pas épaissies.

Colonne vertébrale. — Les apophyses épineuses des vertèbres ne sont pas épaissies; seules sont douloureuses spontanément et à la pression les dernières lombaires. Il n'existe ni cyphose ni lordose. Le malade marche un peu courbé en deux, en raison des vives douleurs qu'il éprouve à la colonne lombaire. Le *sacrum* ne présente rien d'anormal.

Les *côtes* paraissent élargies, surtout à leur insertion sternale; la face interne des 5e, 6e et 7e côtes mesure à la partie moyenne près de 3 centimètres; elles ne sont pas douloureuses. L'appendice xyphoïde n'est pas augmenté; dans son ensemble, le sternum ne parait pas modifié.

La matité rétro-sternale est de 6 centimètres en hauteur et de 10 centimètres en largeur; elle dépasse le bord du sternum à gauche. Nous ajouterons que cette matité ne nous semble pas due à une dilatation de l'aorte, les bruits aortiques étant normaux, sinon affaiblis.

Les *omoplates* ne sont pas augmentées d'épaisseur; l'acromion est un peu douloureux à la pression. Les clavicules ne sont pas épaissies; elles sont aussi un peu douloureuses.

Les os iliaques sont douloureux à la pression; la crête iliaque est un peu épaissie, élargie et douloureuse.

Les deux *membres supérieurs* (comme les membres inférieurs) offrent des deux côtés un aspect et des modifications identiques. — L'articulation de l'épaule est douloureuse pendant les mouvements, mais on n'y constate pas de craquements, et les extrémités osseuses ne sont pas modifiées. L'humérus jusqu'à son tiers inférieur semble normal; à partir de son tiers inférieur, il va en s'épaississant et en s'élargissant considérablement jusqu'à l'articulation du coude; il est douloureux. Le cubitus et le radius sont élargis dans toute leur étendue, mais surtout vers leur tiers inférieur, au voisinage de l'articulation du poignet. L'articulation du coude, d'aspect fusiforme, est très augmentée de volume; on reconnait facilement au palper que cette augmentation tient à l'accroissement des extrémités osseuses. L'avant-bras est un peu fléchi sur le bras; l'extension complète est impossible; la supination de l'avant-bras est bornée; les mouvements sont douloureux; il n'existe pas de craquements articulaires. Les extrémités osseuses, au niveau *du poignet*, sont très épaissies; les apophyses styloïdes sont énormes, les mouvements du poignet en extension et flexion sont très limités, mais se font sans grandes douleurs ni craquements.

Les *mains* ont un aspect caractéristique; la partie métacarpienne n'offre peut-être rien de bien spécial, mais les *doigts, énormes, élargis, épaissis*, surtout au niveau des articulations, et coiffés de leurs *larges ongles recourbés*, ont une physionomie inoubliable.

Les parties molles de la main sont amincies; les muscles thénar et hypothénar sont atrophiés et mous.

La tête des métacarpiens est épaissie; les mouvements des articulations métacarpo-phalangiennes sont limités à une légère flexion. Nous constatons quelques craquements articulaires.

La longueur des doigts, mesurés sur la face dorsale depuis l'articulation métacarpo-phalangienne, ne dépasse guère la moyenne.

Les doigts sont épaissis dans toutes leurs dimensions, surtout au niveau des têtes articulaires des phalanges : cet élargissement tient uniquement à l'épaississement des parties osseuses; les dernières phalanges, plus volumineuses, donnent un peu aux doigts l'aspect de battants de cloche. Avant sa maladie, M..., au dire de sa femme, lui faisait souvent admirer ses mains, lorsqu'il les lavait après le travail, et lui faisait remarquer que peu d'ouvriers les avaient aussi bien faites.

Les ongles, très élargis, recouvrent presque toute la face dorsale de la dernière phalange : ils débordent latéralement sur la pulpe du doigt; à leur extrémité libre, ils se recourbent sur la face palmaire du doigt en forme de bec de perroquet (1), suivant une com-

(1) D'après une photographie publiée par MM. Spillmann et Haushalter, on voit nettement que la forme des ongles est celle que M. Marie appelle ongles en verre de montre. Ils débordent la phalangette, et recouvrent les

paraison empruntée à M. P. Marie; ils sont grossièrement striés dans le sens longitudinal et énormément épaissis; à leur extrémité libre, ils mesurent de 3 à 4 millimètres d'épaisseur. Ils auraient une croissance beaucoup plus rapide qu'avant la maladie.

Les mouvements de flexion des phalanges sont très limités : le malade ne peut fermer la main; du reste, les mouvements des doigts, ainsi que la pression au niveau des phalanges et de leurs articulations, provoquent de vives douleurs.

Membres inférieurs. — Articulation de la jambe. Les mouvements se font bien et sans douleurs.

Fémur. — Le fémur, normal jusqu'à son tiers inférieur, s'épaissit considérablement au dessus de l'articulation du genou : les condyles sont énormes.

Le genou présente un aspect fusiforme; il est très augmenté de volume : cette augmentation de volume dépend surtout de l'épaississement des extrémités osseuses; on ne constate qu'une petite quantité de liquide épanché.

Les mouvements sont un peu douloureux et s'accompagnent de quelques craquements; ils s'exécutent du reste assez bien.

Le tibia, énormément augmenté de volume, prend des proportions gigantesques à son tiers inférieur. Au tiers inférieur, la jambe présente l'aspect qu'elle prend quelquefois dans certains œdèmes durs; avec le pied plat et gros, elle rappelle de loin la patte d'éléphant; mais par le palper, on constate bien vite qu'à ce niveau la peau est bien un peu épaissie et le tissu cellulaire un peu œdematié, mais que l'augmentation de volume provient en majeure partie de l'épaississement des os et en particulier de l'extrémité articulaire du tibia.

Les mouvements de l'articulation tibio-tarsienne sont limités et un peu douloureux.

Le pied est devenu gros et massif; la cambrure du dos du pied et la concavité de la plante sont effacées; la peau est un peu œdémateuse. Le malade ne peut plus mettre les chaussons qu'il avait encore il y a un an.

Les orteils ne sont guère allongés : ils présentent tous à peu près une longueur égale de 7 centimètres. Ils sont épaissis, surtout dans leurs dernières phalanges, qui sont renflées en massue; comme pour les doigts, cet épaississement provient des os.

Le pied est peu douloureux à la pression; nulle part, ni sur la con-

bourrelets latéraux du lit de l'ongle presque à partir de leur origine. (Voir fig. 2) tinuité des os, ni sur les extrémités articulaires, nous n'avons constaté, en aucune partie du corps, d'exostoses ou d'ostéophytes.

Observation XII, personnelle. — (J. Guy), 42 ans. — Nous n'avons rien de spécial à noter dans les antécédents héréditaires de notre malade. Il a perdu sa mère étant en bas-âge. Son père a succombé à la suite d'une courte maladie, sans avoir pendant sa vie présenté aucune affection notable.

Le malade a un frère et huit sœurs. Son frère fut réformé au moment de la révision pour faiblesse de constitution. Il ne tousse pas. Des huit sœurs que le malade a eues, deux sont mortes, l'une à 26 ans, l'autre à 29 ans, avant son arrivée à Paris.

Né en Bourgogne, il ne présenta pendant son enfance que des indispositions passagères. Pendant 5 ans, il fut soldat à partir de 1868, servit dans l'artillerie, et fut toujours très vigoureux. Envoyé en Afrique, il y contracta des fièvres intermittentes à type quotidien, pour lesquelles il fut soigné à l'hôpital militaire de Tlemcen (1872). Son séjour à l'hôpital fut de deux mois. Il en sortit guéri, et depuis n'a jamais eu de nouvel accès.

Ayant quitté le service militaire, il rentra dans son pays, où il travailla à la culture de la vigne et à la taille des bois. Venu à Paris (1874), il s'employa comme paveur et comme terrassier.

Sans être sobre, le malade n'a jamais fait d'excès considérables.

Pas de syphilis, pas de blennorhagie, pas de rhumatismes.

Marié deux fois, notre malade perdit sa première femme (1879) d'une affection thoracique probablement tuberculeuse. Elle avait eu des hémoptysies et avait maigri considérablement.

Sa deuxième femme était morphinomane.

Devenu infirmier et ne toussant jamais, notre malade en avril 1886, fut brusquement pris, après avoir travaillé, étant en sueur dans un courant d'air, d'un point de côté à droite et de douleurs si violentes qu'il fut obligé de suspendre son travail. Il ne prit cependant un lit que 13 jours après, dans le service de M. le Dr Rendu. Au bout de 20 jours, la pleurésie dont le malade était porteur fut ponctionnée à deux reprises, et on put retirer la première fois un demi-litre, la deuxième fois un verre de pus. L'empyème fut décidé, et pratiqué 40 jours après le début de la maladie, par M. le professeur Lefort, à l'hôpital Necker.

L'empyème donna issue à une grande quantité de pus.

Du mois d'avril au mois de novembre 1886, il fut soigné dans le service de M. Rendu, et fut envoyé à Vincennes, où il resta six semaines. Il portait deux drains, qui permettaient le lavage de la cavité pleurale. Avant sa sortie de Necker, on lui fit, dit-il, une injection qui l'aurait endormi. A son réveil, il aurait eu des phénomènes parétiques qui l'auraient empêché de se servir de ses mains. Pendant un mois on l'a fait manger. En même temps ses mains se seraient hypertrophiées en 4 jours, et auraient atteint le volume actuel.

Il revint dans le service de M. Rendu un peu amélioré, et on lui conseilla, pour compléter sa guérison, de subir l'opération d'Esslander, que le malade accepta et qui fut pratiquée par M. Lefort en février 1887. Cinq côtes furent réséquées : les 5e, 6e, 7e, 8e et 9e ; la plus courte portion de côte enlevée avait 5 centimètres.

Amélioré à nouveau au bout de deux mois, le malade conserva une cavité tantôt diminuant, tantôt augmentant, et séjourna pendant deux ans à l'hôpital jusqu'en 1889. Il alla plusieurs fois à Vincennes, et toujours revint à Necker. En 1888, la fistule thoracique s'obtura ; il se fit une rétention du pus, et le malade éprouva à la suite un malaise pendant lequel il serait, dit-il, resté quatre à cinq jours sans connaissance.

C'est à la suite de ce malaise que le malade remarqua un gonflement anormal des extrémités, gonflement qui persista depuis lors et existe encore comme nous le décrivons.

Du service de chirurgie de Necker, il passa dans le service de M. Verneuil à la Pitié. C'est de là qu'il fut envoyé, après un séjour de cinq mois à l'hôpital Broussais, où il arriva en novembre 1889.

Il y reste du mois de novembre 1889 au mois de mai 1890, est examiné par M. Chauffard, par M. Souques, puis, en février, par M. Marie.

En mai 1890, nous trouvons un malade profondément amaigri, qui autrefois pesait 75 kilogr., et qui actuellement n'en pèse plus que 62.

Il présente une augmentation de volume considérable des extrémités, augmentation de volume que l'on observe également dans quelques articulations les plus voisines des extrémités. Cette augmentation de volume s'est produite sans aucune douleur. Elle semble due surtout au développement anormal des os ; développement anormal qui siège principalement pour les os volumineux au voisinage des articulations.

État actuel. — Le malade debout a une attitude un peu particulière : sa tête est légèrement penchée sur l'épaule droite, qui elle-même est située sur un plan très inférieur à celui de l'épaule gauche. Cet abaissement de l'épaule droite, dû en partie à l'amaigrissement et à la diminution des masses musculaires de la partie supérieure du tronc de ce côté (grand dorsal, trapèze, deltoïde, grand pectoral) est également sous la dépendance d'une incurvation latérale légère du tronc. Il semble en effet que le malade cherche à compenser une augmentation de poids du côté gauche. Pour cela, il se penche du côté malade, de telle sorte que la colonne vertébrale décrive une courbure à convexité dirigée du côté gauche, et cette convexité a son sommet au niveau de la 9e vertèbre dorsale.

Il faut tenir compte aussi dans le mécanisme de la déviation de l'ablation des côtes et de la rétraction cicatricielle.

La marche est pénible. Le malade avance les genoux légèrement fléchis, soulevant avec peine les pieds du sol. La marche rapide est impossible. Le malade avance en se dandinant.

Les traits de la face sont réguliers, un peu amaigris. La peau à ce niveau n'est pas épaissie et ne présente aucune rugosité anormale : pas de varicosités, pas d'acné, pas d'élargissement des orifices des glandes sébacées.

Les oreilles ne présentent aucun développement exagéré par rapport à celui de la face. Elles sont bien ourlées. Les lobules sont moyens, détachés de la peau avoisinante seulement à leur quart inférieur.

On ne note aucune asymétrie crânienne. Les diamètres de la tête sont les suivants :

Antéro-postérieur.	19
Mento-occipital.	25
Mento-bregmatique.	24 1/2
Bipariétal	15,8
Bimalaire	13,8
Bimastoïdien.	13 1/2
Biauriculaire.	13 1/2

Ils sont donc normaux ou sans différence tranchée avec les diamètres de la tête d'un adulte sain.

Circonférence de la tête au niveau de la protubérance occipitale et partie moyenne du front, 56 centimètres.

Le nez, régulier, est assez gros dans son ensemble; la cloison et les narines sont normales.

Les os de la face ne sont pas augmentés de volume.

Le maxillaire inférieur, mesuré de l'articulation temporo-maxillaire à la partie inférieure et médiane de la symphyse mentonnière, est de 15 cent. 1/2 en suivant la courbe.

Si on fait ouvrir la bouche au malade, on trouve les dents incisives inférieures mal plantées, noires, mais non cariées et non douloureuses, sans que l'épaisseur du bord alvéolaire dépasse l'épaisseur normale.

La voûte palatine est fortement ogivale et régulière. Le cou est grêle : il mesure 34 centimètres de circonférence. Les clavicules sont normales, sauf du côté gauche, où elle présente une légère augmentation de volume, en forme d'exostose à 1 cent. 1/2 de l'extrémité interne.

Les omoplates sont normales; la droite semble, par son bord spinal, plus éloignée que l'autre de la paroi thoracique, peut-être à cause de l'atrophie musculaire de ce côté.

Les organes génitaux sont, au dire du malade diminués de volume d'une façon notable. Les testicules sont petits; les deux épididymes légèrement indurées surtout au niveau de la tête, sont légèrement volumineuses; on note sur le trajet de l'épididyme du côté gauche de petits noyaux douloureux à la pression. Depuis trois ans aucun rapport sexuel. Pas de désirs vénériens depuis deux ans.

Le corps thyroïde ne présente aucune anomalie. La langue et les lèvres sont tout à fait normales.

Poumon gauche. — Sonorité normale; respiration un peu rude au-dessous de la clavicule gauche. Retentissement léger de la toux au même niveau. Rien à noter en arrière.

Poumon droit. — Matité à peu près totale. Le murmure vésiculaire est perceptible, mais très affaibli au sommet. Il existe dans la ligne axillaire en partant de l'aisselle une cicatrice linéaire et angulaire dont une partie verticale, de 9 centimètres environ, va de l'aisselle, où on remarque deux dépressions un peu plus étroites que l'extrémité d'un doigt et une partie horizontale de même étendue dirigée en arrière, et qui rejoint la 1re au niveau de la 7e où 8e côte. Au niveau de cette union, persiste un orifice faisant communiquer la cavité pleurale avec l'extérieur. On peut y introduire un drain de 8 millimètres de diamètre et d'une longueur de 10 centimètres. C'est par ce drain que sont continués les lavages de la plèvre, dont le contenu, toujours purulent, souille tous les jours largement le pansement appliqué. On peut évaluer à 150 grammes le contenu de la cavité accessible; mais on peut augmenter la capacité en poussan avec un peu d'énergie le piston de la seringue. On peut ainsi faire pénétrer 250 grammes de liquide antiseptique.

Cœur. — Les bruits sont normaux, un peu sourds à la pointe, très clairs à la base, sans altération, sans bruit anormal surajouté. Le pouls est régulier, faible, dépressible, non accéléré. Pas d'athérome; pas de matité précordiale augmentée au niveau de l'origine des gros vaisseaux.

Rein. — Pendant quelque temps on a noté une légère albuminurie : elle n'existe plus en décembre 1890. Nous trouvons un léger œdème des membres inférieurs, œdème des paupières le matin. Sensation de prurit.

Foie. — L'exploration en est assez difficile, la matité supérieure se confondant avec celle de la plèvre et du poumon droit. Il ne déborde pas sensiblement les fausses côtes.

Rate. — Semble normale.

Estomac, intestin. — Rien de particulier à signaler. L'appétit, normal, est par intervalle accrû, plus tard diminué. Pas de soif exagérée ; pas de diarrhée ni de constipation.

Peau. — La finesse, la souplesse sont normales. Grande laxité de la peau et du tissu cellulaire sous-cutané sous l'influence de l'émaciation. Mais, depuis six mois environ, le malade a remarqué, surtout aux parties découvertes : face, mains, et à un moindre degré au niveau des pieds, que le malade a nus dans ses chaussures une pigmentation uniforme bistrée, jaunâtre, légèrement terreuse, qui s'accentue de jour en jour. Cette coloration anormale dépasse en intensité le teint brûlé des campagnards qui travaillent au soleil.

Au niveau des mains et des pieds, la coloration pâle des faces palmaire et plantaire contraste avec la coloration anormale des faces dorsales de la main et du pied.

Sur le dos des mains, qui sont légèrement empâtées, on note la présence de squames minces, non stratifiées, adhérentes dans presque toute leur étendue, séparées de la peau sous-jacente par leurs bords et de coloration semblable à celle de la peau avoisinante. Cette desquamation est peut-être artificielle.

Au niveau dn bord externe des deux pieds, on observe un état ichthyosique qui va du tiers antérieur du cinquième métatarsien à la fossette anté-malléolaire située en avant et au-dessous de l'extrémité inférieure du péroné, en gagnant légèrement le dos du pied. On y constate des écailles épidermiques épaisses résistantes, adhérentes, non imbriquées, séparées entre elles par de légères fissures, et d'une coloration gris sale. Léger degré de kératose pilaire au niveau des jambes.

Le système pileux est normal ; on trouve des poils en petit nombre sur le thorax sur la face dorsale des poignets, des phalanges, et quelques-uns sur les avant-bras et les jambes. Pas de varices.

La *sensibilité générale* est intacte. Le malade accuse seulement une sensation de chaleur dans les pieds : il ne peut les conserver longtemps sous les couvertures. Le matin, cette sensation est moins désagréablement perçue. L'hiver, le voisinage du feu est insupportable. La sensation spontanée de chaleur ne va pas jusqu'à la sensation de brûlure.

Rien à noter du côté des sens spéciaux. La vue des objets éloignés est cependant un peu affaiblie. Pas d'amblyopie, pas de diplopie, pas de rétrécissement du champ visuel.

A plusieurs reprises, sans cause appréciable, et au repos, le malade dit avoir éprouvé des vertiges, avec sensation de chute imminente. Il lui semblait que les objets extérieurs tournoyaient autour de lui.

L'intelligence, assez nette à l'interrogatoire, a subi, de l'aveu même du malade, des atteintes assez marquées. Il lui arrive d'avoir des idées inconstantes et bizarres, de ne pas savoir avec quelle intention il a choisi un but de promenade. Il accuse des absences.

La mémoire ne semble pas altérée.

Le sommeil, assez long à venir, est interrompu depuis deux ans toutes les nuits par des besoins de miction, qui se renouvellent deux ou trois fois. Pas de cauchemars. Tremblement de débilité.

Tous les orteils du pied droit sont de 3 à 4 millimètres plus courts que ceux du côté gauche; le pied droit est animé de mouvements non pas constants, mais très fréquents, tantôt d'extension, tantôt de flexion avec écartement dans l'extension; phénomène fort analogue aux mouvements de l'athétose vulgaire.

Les attouchements rendent ces mouvements beaucoup plus énergiques: quel que soit le mouvement des doigts qui se produise, le pied reste en flexion plantaire. Il n'est pas rare de voir les orteils se mettre en flexion, tandis que le gros orteil est porté en extension. Dans les plus violents mouvements spontanés des orteils droits, on ne constate rien d'analogue à gauche.

Les mouvements volontaires de la main, de la langue, provoquent l'exagération de ces mouvements.

Légère déviation à gauche de la langue quand le malade la tire.

L'amaigrissement est notable; les masses musculaires se sont partout affaissées, et les forces ont considérablement diminué.

La taille est de 1m75, et ne s'est pas modifiée depuis que le malade a fait son service militaire.

Les particularités les plus intéressantes se montrent au niveau des mains et des pieds avec prédominance des déformations pathologiques sur les dernières phalanges des doigts et au niveau des grandes articulations les plus voisines des extrémités.

Les mains sont énormes; elles ne semblent pas raccourcies, mais déformées dans certaines de leurs parties.

Les mains doivent être étudiées dans leurs trois segments : les doigts, la main proprement dite (région carpo-métacarpienne), le poignet. Ce sont les doigts qui ont éprouvé les plus grandes modifications : comparés aux doigts correspondants d'un adulte de même taille, ils ne semblent pas anormalement allongés, mais, au contraire ils sont considérablement élargis. Considérés dans leur ensemble, si la forme des doigts paraît normale pour la première et la deuxième phalange, la troisième apparaît bien nettement avec une disproportion de volume manifeste. A côté des chiffres obtenus chez notre malade pour les mains droite et gauche, nous donnons les mêmes dimensions drises chez un individu sain; (Voir fig. 1.)

	Droit.	Gauche.	Adulte sain.
Largeur de la main du bord externe du 2e métacarpien au bord interne du 5e.	8 cm.		8 1/2
Épaisseur de la main à l'union des deux traits médians de l'M.	3,5		2,8
Circonférence de la main au niveau du pli inférieur de l'M palmaire.	21	22	19
Distance entre la partie moyenne du bord externe du 1er métacarpien et celle du jambage supérieur de l'M palmaire.	8 1/2	8 1/2	7 1/2

Renflement des extrémités inférieures des métacarpiens et des articulations métacarpo-phalangiennes :

	Droit.	Gauche.	Adulte sain.
Distance entre l'interligne articulaire du dos du poignet à l'extrémité inférieure du 3e métacarpien.	8 1/2	9	8 1/2
Distance entre la partie moyenne du pli inférieur du poignet et le pli de le base du médius. . .	9 1/2	10	10 1/2

Le volume de la main comparé à celui du poignet et à celui des doigts semble normal du côté de la face palmaire; il paraît au contraire peu développé si on considère la face dorsale.

La paume paraît plus développée que le dos de la main.

	Droit.	Gauche.	Adulte sain.
Distance des plis palmaires de la base des doigts à l'interligne articulaire dorsal	2,6	1,2	

La longueur des doigts est plus considérable sur la face palmaire que sur la face dorsale (fait normal) :

	Droit.	Gauche.	Adulte sain.
Médius (dorsale).	8	10 1/2	
— (palmaire).	11 1/2	9 1/2	
Épaisseur antéro-postérieure.	3 cm.		
Largeur (phalangette)	1,8	2,3	1,8

Les plis palmaires sont accusés, larges, mais non profonds. Éminences thénar et hypothénar flasques, normales par rapport aux dimensions de la main.

	Gauche.	Droit.
Température locale des mains.	35°	37°7
— — des bras	37°	37°8

En d'autres moments, la température a été égale des deux côtés.

La partie du doigt la plus volumineuse correspond à l'articulation de la phalange et de la phalangine. On note la présence de poils normaux sur la face dorsale de la première et de la deuxième phalange. Comme chez un individu sain, la phalange est plus volumineuse que la phalangine.

Circonférence des doigts médius au niveau des premières articulations phalangiennes, 8 centimètres. Individu sain, 6 c. 1/2.

La phalangine conserve entre ses deux extrémités la petite diminution de volume que l'on peut noter normalement.

Mais aux troisièmes phalanges la tuméfaction est considérable.

	Malade.	Sain.
Circonférences : Index.	62 mm.	53 mm.
— Médius.	68 —	57 —
— Annulaire	61 —	54 —
— Auriculaire.	57 —	46 —
— Pouce	10 cent.	

Médius gauche, diamètre transversal de la phalangette.	21 mm.
Articulation de la phalangine avec la phalangette ; diamètre transversel.	19 —
Circonférence.	68 —

La direction des dernières phalanges, quand la main est dans l'extension, est également anormale. La prédominance d'action des extenseurs, agissant spécialement sur les dernières phalanges, a produit sur tous les doigts une déformation accusée surtout pour le doigt médius en déterminant une subluxation en arrière de la phalangette sur la phalangine. La face articulaire des dernières phalanges n'est pas en contact avec la partie inférieure des phalangines, mais avec le bord postérieur de la surface articulaire. Cette

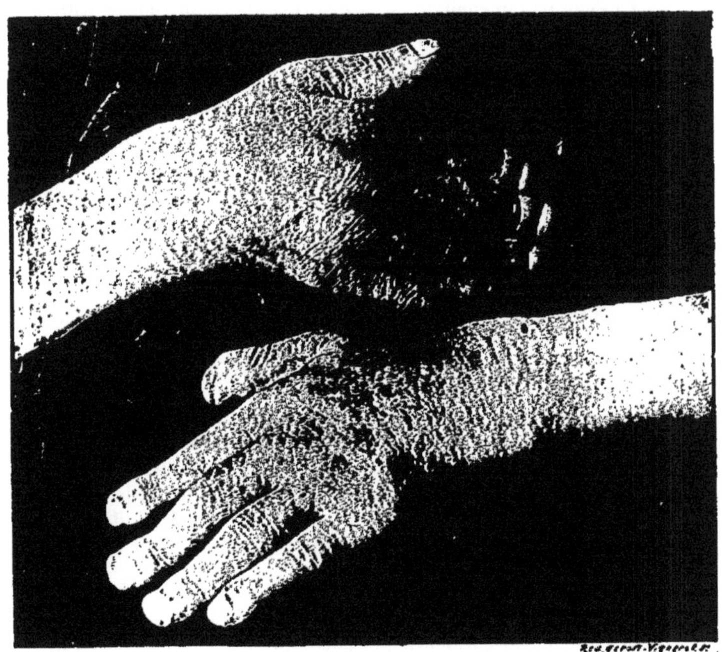

FIG. 12. — Mains de Guy.

déformation est comparable à celle que l'on observe chez certains rhumatisants chroniques.

Il en résulte sur la face dorsale une exagération des plis d'extension. On peut aisément, par la flexion passive des doigts, faire disparaître ces plis. La flexion active, en effet, est très limitée et incomplète. Quand on ordonne au malade de fermer la main, l'extrémité des doigts n'arrive qu'à peine au contact de la paume de la main. Du côté droit le médius, l'annulaire, l'auriculaire atteignent tout au plus la paume; l'index ne peut s'appliquer sur l'éminence thénar. Du côté gauche seul, le médius et l'auriculaire atteignent la paume; l'index et l'annulaire en restent séparés par une distance de 1 à 2 centimètres.

La pression de la main de l'observateur par celle du malade dépasse à peine la sensation de contact.

La déformation capitale est la déformation en un énorme battant de cloche des troisièmes phalanges. Cet aspect est dû au développement anormal de l'extrémité des doigts, et ce développement anormal a son siège principal du côté de la face palmaire, où la pulpe digitale paraît véritablement énorme, mais régulièrement hypertrophiée. L'extrémité du doigt est accrue dans le sens antéro-postérieur en même temps que transversalement.

Du côté de la face dorsale, on observe sur les ongles l'étendue anormale de la lunule, qui, au lieu de s'étendre, comme normalement, à 2 ou 3 millimètres en bas du lit de l'ongle, se montre sur les 2/3 de la hauteur de cet organe.

Les ongles sont recourbés surtout dans leur direction verticale de façon à recouvrir l'extrémité du doigt si leur accroissement n'était limité. La courbure transversale n'est pas exagérée : dans ce sens les ongles seraient plutôt plats. Exception doit être faite pour l'index et le pouce du côté gauche, mais de ce côté le malade a eu jadis un panaris (index), qui a permis par la suite à l'ongle de prendre l'aspect de bec de perroquet signalé par M. Marie.

Les ongles sont certainement amollis, et leur extrémité libre est bosselée. Leur courbure transversale est en grande partie effacée; la courbure verticale, à peu près conservée. Cependant, dans leur ensemble, les ongles présentent un aspect un peu aplati (ongle en verre de montre).

De plus, si on regarde le doigt tenu horizontalement, la face dorsale en haut, on voit que l'extrémité postérieure est située sur un plan notablement plus élevé que l'extrémité libre de l'ongle. La différence de niveau atteint 6 millimètres pour le médius : il en résulte une obliquité marquée de l'ongle de haut en bas et d'arrière en avant.

Les ongles sont augmentés d'étendue. Voici leurs dimensions comparées aux dimensions normales :

		Côté droit.	Côté gauche.	Normal.
Hauteur :	Index.	1,7	1,5	1,2
—	Médius	1,8	1,2	1,3

		Côté droit.	Côté gauche.	Normal.
Hauteur :	Annulaire. . . .	1,5	1	1,3
—	Auriculaire.. . .	1,3	1	1,2
—	Pouce.	1,7	2	1,7
Largeur :	Index.	2,2	1,8	1,3
—	Médius..	2,2	2,3	1,4
—	Annulaire. . . .	2,3	2,3	1,2
—	Auriculaire.. . .	1,9	1,7	1,2
—	Pouce.	2,9	2,7	1,7

L'augmentation d'étendue se manifeste donc et en longueur et en largeur. Dans ce dernier sens l'ongle déborde et recouvre les bourrelets latéraux du lit, presque à partir de son origine (ongle en verre de montre). Les ongles sont striés en long, sans dépressions anormales, sans éclats ni fentes. Ils sont peu épais.

La coloration normale des ongles contraste assez manifestement avec la peau de la face dorsale de la main qui est fortement bistrée. Cette coloration bistrée va en s'atténuant à partir de la première phalange.

La longueur du pouce est un peu augmentée, car il dépasse par son extrémité l'interligne articulaire de la phalange et de la phalangine de l'index.

La peau des phalanges et des phalangines ne présente rien de particulier. Celle de la phalangette est lisse et très mince.

L'hypertrophie de l'extrémité des doigts à la face palmaire est peu appréciable dans l'hyperextension où le malade tient ses doigts assez souvent; elle est au contraire plus évidente quand on fait un peu fléchir les doigts.

Les mouvements des doigts sont très gênés, non par le volume des parties molles, mais par la raideur et la douleur articulaires.

Quand on ordonne au malade de fléchir les doigts ou qu'on les fléchit, on détermine des douleurs soit articulaires, soit au niveau où la pression est exercée.

Il en est de même pour les mouvements du poignet, extension et flexion. Au-dessous de l'interligne articulaire, on constate un empâtement marqué, surtout à la face dorsale, où la pression seule, sans mouvements communiqués, est douloureuse.

La gêne des mouvements est du reste telle, qu'il est impossible au malade de tenir sa fourchette et son couteau, de boutonner ou déboutonner ses vêtements.

Outre l'empâtement signalé plus haut, le poignet est évidemment déformé. Cette déformation est due à l'augmentation de volume, dans le sens antéro-postérieur et transversal des épiphyses inférieures des os cubitus et radius. Cet accroissement de volume semble commencer à 10 centimètres environ au-dessus de l'articulation du poignet, pour se manifester de plus en plus à mesure que l'on considère les os plus près de leur extrémité inférieure.

Circonférence. Avant-bras : partie supérieure, 20 centimètres.

	Poignet droit.	Gauche.	Normal
Circonférences.	19 cent. 1/2	21 centimèt.	16 centim.
Diamètre antéro-postérieur :	50 millim.	50 millimèt.	40 millim.
Diam. transversal.	70 —	74 —	57 —

Immédiatement au-dessous des apophyses styloïdes, le diamètre transversal diminue de 3 millimètres ; mais le diamètre antéro-postérieur augmente légèrement, de telle sorte que la circonférence prise à ce niveau dépasse de 3 millimètres la circonférence précédemment indiquée.

Les mouvements du coude et de l'épaule sont également entravés sans que les os semblent avoir subi une augmentation de volume à ce niveau. Pas de craquements articulaires. Supination limitée.

	Côté droit.	Gauche.	Normal.
Diam. transversal entre l'épicondyle et l'épitrochlée.	7,5	7,5	7,5

Douleur à la pression, et sous l'influence des mouvements spontanés ou communiqués à l'articulation scapulo-humérale et dans le voisinage. — Circonférence du bras, 20 centimètres.

Pour les membres inférieurs, à part le gonflement des pieds, il y a encore à signaler l'élargissement des condyles 10^c,10 ; l'extension complète des genoux difficile, l'œdème des jambes au-dessus de la chaussure ; l'augmentation de l'œdème sous l'influence de la chaleur du feu, des pédiluves ; l'intégrité, l'exaltation légère même des reflexes patellaires.

	Côté droit.	Côté gauche.	Normal.
Circonférence de la cuisse à 15 centimètres au-dessus du genou.	40	40	
A la partie la plus volumineuse des genoux.	36	36 1/2	35
Mollet à 15 cent. au-dessus des malléoles.	29	29	
Jambe au niveau des malléoles.	31	30 1/2	

La malléole externe fait une saillie plus appréciable que la malléole interne, et, de fait, l'extrémité inférieure du péroné est augmentée de volume; l'ichthyose est également plus marquée du côté externe que du côté interne du pied. Empâtement péri-malléolaire

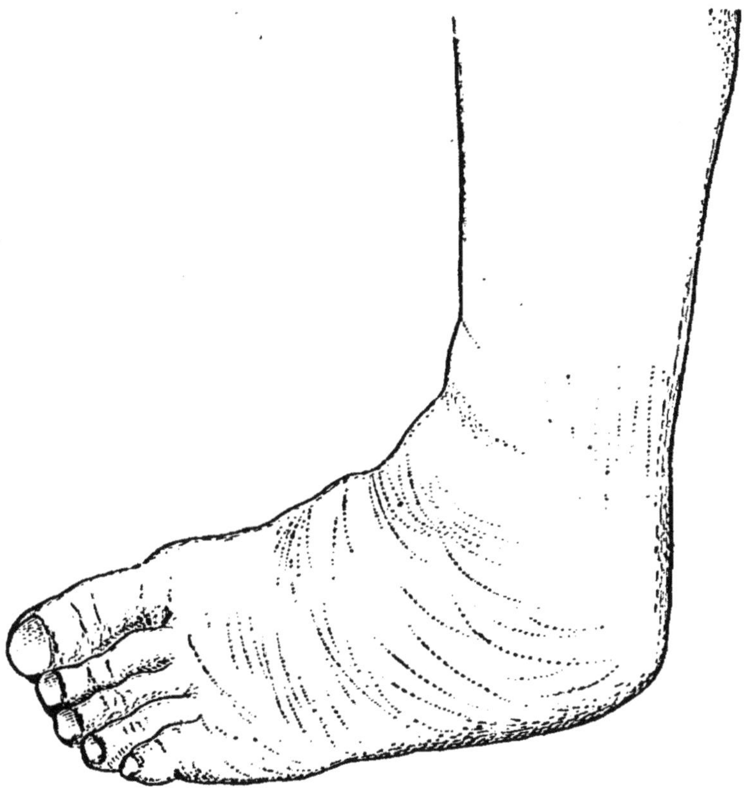

FIG. 13. — Jambe et pied de Guy... D'après nature.

douloureux. Sur la jambe, on note un certain degré de kératose pilaire.

La largeur maxima du pied au niveau de la base des orteils est de 12 cent.
Longueur du pied. . . . 27 c. · Circonférence du côté droit. . 211 mm.

Épaisseur. . . . . 5 1/2. Circonférence du côté gauc[illegible]. 237 mm.
Largeur du tibia au niveau des tubérosités supérieures. . . . 7 cent.
— — de la partie moyenne. . . . . . . 4 —

Les têtes du dernier et de l'avant-dernier métatarsiens sont sur le même plan que le premier, ce qui contribue à donner une apparence plus large à l'avant-pied.

On observe sur les orteils des déformations comparables à celles des doigts. Les ongles sont peu épais, sauf celui du gros orteil ; il est un peu bombé ; sa hauteur = $1^{cm},8$, sa largeur = $2^{cm},8$ des deux côtés.

L'augmentation de volume de la phalange unguéale se retrouve à tous les orteils, mais aux pieds, aussi bien dans le sens transversal que suivant l'épaisseur.

Circonférence de la phalange unguéale du gros orteil.	12,5 cent. des deux côtés.
A la base de la 1re phalange.	9,8 à droite ; 9,8 à gauche.
Longueur du gros orteil.	7,2 cent.
Épaisseur.	2,5 cent.
Largeur de l'ongle du gros orteil.	3 cent.

Pas de transpiration.

Les mouvements des orteils semblent plus libres que pour les doigts de la main.

Aux pieds donc, on retrouve également double déformation :

Déformation des phalanges unguéales ;

Déformation éléphantiasique au niveau des articulations tibio-tarsiennes, manifestement due à l'élargissement des malléoles.

	Côté droit.	Côté gauche.
	—	—
Diamètre bi-malléolaire.	12,7	12,7
Circonférence à ce niveau.	38 cent.	

L'analyse des urines à été faite à deux reprises, à un mois d'intervalle, en juillet et août.

Elle a donné les résultats suivants :

Juillet.	Urée. . . .	22 gr. 40	Août.	Urée. . . .	10 gr. par jour.
—	Phosphates.	1 50	—	Phosphates. .	1,15 —

Albuminurie légère.

Huit mois après l'état que nous venons de décrire, la cachexie s'est de plus en plus prononcée. Localement, les déformations sont restées les mêmes; mais, à la main droite, les premier et deuxième métacarpiens ont subi un accroissement de volume notable de leur moitié inférieure. Près de l'articulation métacarpo-phalangienne, à la place de l'empâtement précédemment constaté, on trouve un gonflement recouvert par la peau, qui a pris un aspect plus tendu et légèrement luisant; gonflement manifestement dû à l'augmentation de volume des os sous-jacents, que l'on sent très nettement à la palpation. A ce niveau également, les plis cutanés ont subi une exagération manifeste.

A diverses reprises, il s'est produit par la fistule pleurale, au momoment des pansements, un écoulement de sang assez abondant.

Telles sont les seules modifications générales et locales présentées en l'espace de huit mois par le malade.

L'albuminurie a disparu.

Observation XIII communiquée obligeamment par notre ami et collègue Thérèse, interne des hôpitaux. — Wessener (Jules). C'est un homme de 38 ans, garçon de salle, dont les parents sont morts relativement jeunes d'accidents pulmonaires probablement tuberculeux.

Jusqu'à l'âge de 27 ans, il a toujours été bien portant; mais, de son aveu même, il a fait de nombreux excès. Il a été réformé vers la fin de son service militaire parce qu'il toussait. Il entre à l'hôpital Laënnec dans le service de M. le professeur Ball pour des hémoptysies; depuis un mois, il a constaté que sa face était le siège d'un gonflement qu'il ne nous est pas permis d'observer, et sur lequel ses renseignements manquent de netteté.

A son arrivée, le malade commence à ressentir quelques douleurs au niveau des articulations métacarpo-phalangiennes de la main droite, puis de la main gauche. Jusque-là, il n'a jamais remarqué que ses membres supérieurs ou inférieurs fussent le siège d'aucun gonflement appréciable.

Les genoux et les articulations tibio-tarsiennes sont atteintes en même temps que les articulations du membre supérieur.

Pendant trois mois, le malade a eu des alternatives d'exacerbation et de rémission de ses douleurs et du gonflement articulaire.

Depuis ce moment, le malade remarque que ses doigts se déforment, et, trois mois après son arrivée, tel est l'aspect que l'on constate :

La main, dans son ensemble, est déviée sur le bord cubital; lorsque le malade étend les doigts, il persiste une légère flexion de la première sur la deuxième phalange, avec extension forcée de la troisième sur la deuxième. L'extrémité des doigts est renflée en baguette de tambour. Ils présentent nettement la déformation particulière des doigts hippocratiques; déformations surtout apparentes sur les pouces, les index et les médius. Les ongles sont fortement incurvés dans le sens longitudinal et dans le sens transversal. Ils portent des stries dans ces deux sens, les transversales étant un peu plus éloignées les unes des autres, et les longitudinales très fines.

L'articulation radio-carpienne est également prise. Elle est le siège d'un gonflement paraissant siéger surtout dans les tissus péri-articulaires. Ce gonflement cesse environ à trois travers de doigt au-dessus de l'articulation, en formant un ressaut.

La paume de la main est légèrement excavée. Les muscles de l'éminence thénar sont un peu diminués de volume, surtout à droite.

La sueur est abondante d'une façon uniforme sur tout le membre supérieur.

Rien de particulier du côté du système pileux.

Les modifications sont identiques des deux côtés.

Les genoux sont déformés, tendent à devenir globuleux.

Il existe un léger épanchement dans l'articulation, et on note un léger degré d'empâtement péri-articulaire, surtout à la face interne du membre.

Le genou gauche, qui est le plus atteint, a une circonférence de 33 centimètres, tandis que la cuisse n'en mesure que 28, à 10 centimètres au-dessus de la rotule.

Les articulations tibio-tarsiennes sont légèrement augmentées de volume et cependant douloureuses.

Les déformations des orteils se rapprochent de celles des doigts : les dernières phalanges très augmentées de volume, surtout dans le sens transversal. Le deuxième orteil, en particulier, a la forme d'un battant de cloche.

Les stries transversales des ongles sont des plus marquées.

Pas de déformation rachidienne.

Gêne légère des mouvements du poignet et des mains.

Il est assez difficile de juger si l'étendue des mouvements des différentes articulations du membre supérieur est modifiée, l'exploration ne pouvant se faire qu'au lit du malade, condamné au repos par sa tuberculose pulmonaire.

A l'auscultation des poumons, signes cavitaires des deux côtés, avec infiltration.

Peu de diarrhée.

Pas d'accidents nerveux.

Rien de particulier dans les urines, sauf leur coloration brune.

Foie gros et douloureux.

Notre collègue Thérèse a bien voulu nous montrer le malade dont l'observation résumée précède, et nous avons été, comme lui, d'avis que le malade était atteint d'ostéo-arthropathie hypertrophiante. Les déformations que nous avons constatées étaient les mêmes, mais moins considérables que celles que nous avons notées chez notre malade. Les poussées étaient plus vives, et plus sensible aussi la différence de volume entre le moment des fluxions et les périodes d'état stationnaire.

Le malade mourut de ses lésions pulmonaires. A l'autopsie, on constata l'augmentation du volume de tous les os, comme on l'avait constatée pendant la vie. L'impossibilité de mutiler le cadavre ne permit de conserver pour l'examen ultérieur que la main du côté droit à partir des dix derniers centimètres du radius et du cubitus.

Sur les doigts, conservés dans la liqueur de Muller, on trouve un léger degré d'épaississement de la couche cornée desquamative.

Les coupes longitudinales des doigts, examinées par comparaison avec des coupes analogues d'un doigt normal, semblent montrer une certaine hypertrophie des papilles et de tout le tissu conjonctif dermique. (Voir au chapitre anatomo-pathologique les autres altérations minutieusement décrites.)

Observation XIV personnelle (1). — *Pleurésie purulente, fistule pleurale. Déformation des dernières phalanges des doigts et des orteils.* — Le nommé Fer..., âgé de 30 ans, garçon de café, a perdu ses parents. Son père est mort d'accident; sa mère a succombé à une affection cardiaque. Nous ne trouvons pas d'antécédents de tuberculose chez les ascendants, non plus que chez les collatéraux. Aucune personne de la famille ne présenta jamais de déformations hypertrophiques des extrémités. Quatre frères sont bien portants.

Notre malade, à Paris depuis 1880, a successivement exercé le métier de cocher, puis celui de garçon de café ; n'a jamais eu comme antécédents pathologiques que sa pleurésie purulente, mais il ne toussait jamais auparavant.

Pas de syphilis, mais alcoolisme assez prononcé.

Une blennorhagie guérie.

(1) L'observation suivante est celle d'un malade suivi déjà par M. le Dr Marie, qui l'a obligeamment envoyé dans le service de M. le Dr Chauffard pour qu'il y fût étudié au point de vue particulier qui nous intéresse.

En octobre 1882, il fut pris de frissons, de point de côté à gauche, de toux fréquentes et de somnolences insurmontables. Malgré ces accidents, il continua de vaquer à ses occupations pendant deux mois ; mais en décembre 1882, il est obligé d'entrer à l'hôpital à cause de la faiblesse générale, de la dyspnée, de l'anorexie et de la fièvre qu'il ressent. Il est soigné à l'hôpital de la Charité, dans le service de M. le Dr Féréol.

On constate qu'il est atteint de pleurésie gauche, et une première ponction, pratiquée dans les premiers jours de décembre, donne issue à environ trois litres de liquide séreux transparent. Quatre ponctions successives furent faites à huit jours d'intervalle chacune, et la dernière donna issue à environ un verre de pus bien franc.

Le malade présentait en outre des phénomènes généraux assez graves (fièvre le soir, sueurs nocturnes, anorexie).

L'empyème fut décidé, et pratiqué le 28 décembre 1882 par M. Berger. A la suite de cette opération, le malade, transporté dans le service de chirurgie, y séjourne un an. Pendant son séjour, l'opération d'Esslander (résection de cinq côtés) fut pratiquée, et, quatre mois après cette dernière opération, l'oblitération graduelle de la cavité pleurale et l'occlusion définitive étaient complètement obtenues en novembre 1883.

Le malade reprit son travail, et pendant cinq ans aucun symptôme fâcheux ne se manifesta.

En 1888 (à la suite d'un effort ?) le malade vit, à l'angle inférieur de la cicatrice opératoire, se former un abcès du volume d'un œuf de poule, qui s'ouvrit spontanément et fut soigné par M. Berger au moyen des lavages et du drainage.

Depuis cette époque, le malade a conservé dans sa plaie un drain qui donne passage à une assez grande quantité de pus.

Malgré cet incident, continuation du travail. Mais la suppuration, augmentant en quantité, se compliquant de perte des forces, de toux et de diarrhée fréquente, force Fer... à rentrer à l'hôpital. M. Féréol le reçoit à nouveau dans son service en mars 1890 : c'est là que M. le Dr Marie l'observe pour la première fois. Sorti amélioré au mois de mai, il est forcé de se représenter à M. Marie, qui a l'obligeance de nous l'envoyer en observation à l'hôpital Broussais.

C'est un homme de trente ans, un peu amaigri et toussant peu, ayant pesé 62kil. 500, en bonne santé, 52 kilog. en mai 1890, et pesant, en décembre 1890, 50kil. 300.

Diarrhée, toux, perte des forces. Il présente en outre une augmentation appréciable des extrémités des doigts et des orteils.

Attitude. — Le malade se tient droit, l'épaule gauche légèrement plus élevée que la droite. Pas de déviation rachidienne.

État assez prononcé d'amaigrissement du côté gauche du thorax (côté de l'empyème).

Les masses musculaires des membres sont normales. La marche n'est pas pénible, les genoux ne fléchissent pas.

Les traits de la face sont réguliers sans amaigrissement, sans épaississement de la peau ni rugosité anormale. Pas de varicosités. Le nez n'est pas augmenté de volume, non plus qu'aucun des os de la face. Les orifices des glandes sébacées, des joues et du nez sont larges mais sans grande exagération. Les oreilles sont normales. Les diamètres de la tête (crâne et face) sont normaux.

Le maxillaire inférieur ne déborde pas la mâchoire supérieure. Les dents sont bien plantées. Gingivite à l'émergence des dents. Le malade saigne facilement des gencives. Rien d'anormal du côté de la bouche ni du voile du palais. La langue, sur sa face dorsale, présente des plaques de leucoplasie, langue géographique (fumeur). Les lèvres sont normales ; il n'y a pas d'épaississement du bord alvéolaire des arcades dentaires.

Volume du cou bien proportionné.

Pas d'anomalie du corps thyroïde. Les clavicules sont normales.

Du côté des *organes génitaux*, pas de modification de volume. Testicules et épididymes normaux. Depuis un an les désirs vénériens sont pour ainsi dire abolis.

Appareil respiratoire. — Le sommet droit donne à la percussion une sonorité normale. L'inspiration est légèrement affaiblie au sommet, en avant et en arrière. A gauche, la matité de la pleurésie est presque limitée à l'étendue de la cicatrice de l'opération d'Esslander, mais on trouve en arrière et en avant des signes de tuberculose assez nets. (A l'extrémité inférieure de l'omoplate et dans la fosse sous-épineuse, craquements secs nombreux.) Respiration rude dans la fosse sur-épineuse. En avant, respiration rude, expiration prolongée dans le creux sous-claviculaire, avec retentissement de la toux.

Depuis deux ans, à plusieurs reprises, le malade a craché des filets de sang.

Transpiration nocturne.

La poitrine présente un léger aplatissement de tout le coté gauche du thorax. En dehors et un peu en haut du mamelon, part l'extrémité supérieure de la branche antérieure d'une cicatrice en forme de V qui reste à la suite de l'opération d'Esslander pratiquée il y a deux ans. La cicatrice est régulière, et se termine au bas par un orifice fistuleux d'un centimètre de diamètre, qui permet la pénétration d'un drain de 8 centimètres environ de longueur. L'écoulement du pus est peu abondant : trois verres à liqueur environ par 24 heures. Mais la cavité permet l'injection d'un demi-litre de liquide antiseptique. Le pus qui s'écoule est verdâtre, sans grumeaux, bien lié. On n'y trouve pas d'autres microorganismes que ceux de la suppuration vulgaire.

Les bruits du cœur, qui est recouvert en partie par le poumon gauche, ne présentent pas d'altération.

Pas d'athérome ni d'aortite, pas d'exagération de la matité præ-aortique, pas de matité rétrosternale.

Les urines, de quantité normale, traitées par la chaleur ou l'acide nitrique donnent un précipité albumineux très abondant. L'absence d'œdème de la face et des membres inférieurs, l'augmentation de volume du foie, qui déborde de près de 3 centimètres le rebord des fausses-côtes et la diarrhée fréquente font penser à une dégénérescence amyloïde.

L'appétit est mauvais : le malade mange, mais sans faim.

La région splénique ne présente pas de matité anormale; on ne perçoit pas la rate par la palpation.

Du côté des téguments, il n'y a rien d'anormal à signaler : la finesse et la souplesse de la peau sont en tous les points du corps comparables à celles d'un individu sain. Pas de pigmentation anormale. Le développement du système pileux n'a rien d'exagéré. Pas de varices.

La sensibilité générale et spéciale est intacte.

L'intelligence n'a pas subi de modification.

Légère sensation de chaleur aux pieds, plus marquée le soir; mais aucune sensation analogue aux extrémités supérieures. Le malade est frileux.

Le sommeil troublé par des rêves professionnels et des cauchemars. Tremblements alcooliques des doigts.

Le fait le plus remarquable pour nous est l'augmentation de volume de la troisième phalange des doigts et de la deuxième phalange du pouce. Le malade ne peut préciser la date exacte de début de cette augmentation de volume, mais il indique d'une façon précise qu'il a commencé à s'en apercevoir après l'opération d'Esslander.

Les dernières phalanges des doigts sont élargies et recourbées. La courbure est à la fois longitudinale et tranversale. Les dernières phalanges, par leur augmentation de volume, offrent l'aspect de baguettes de tambour, et débordent latéralement, en avant et en arrière, d'une façon appréciable les deuxièmes phalanges des doigts.

En même temps, on note un léger degré d'hyperextension des troisièmes phalanges sur les secondes, qui ne va pas jusqu'à la subluxation.

Les ongles ne sont pas épaissis; ils ne présentent pas d'éclats; la striation longitudinale est très accentuée.

Du côté de la face palmaire, il n'y a rien de bien appréciable à signaler, à part l'élargissement des troisièmes phalanges. Le malade ne signale aucune gène des mouvements. Les mouvements passifs s'exécutent librement. La pression n'est pas douloureuse sur les parties déformées.

Rien aux jointures du poignet, du métacarpe, des phalanges.

Au pied, les déformations sont plus marquées au niveau des deuxièmes orteils. C'est toujours la phalange unguéale qui est déformée et hypertrophiée. Cette déformation donne lieu, sur les deuxièmes orteils principalement, à l'aspect du véritable battant de cloche. Les autres orteils présentent une déformation analogue, mais à un degré moins prononcé. (Voir les mensurations.)

Observation XV de Moussous (résumée). — Jeune fille de 14 ans; pleurésie purulente gauche : injection antiseptique intrapleurale de liqueur de Van Swieten à trois reprises, à un mois d'intervalle. Amélioration et guérison après pneumothorax *ex-vacuo*. Tuberculose pleuro-pulmonaire du même côté, sans symptômes généraux graves.

Particularité à signaler chez la malade : peu de temps après le début de son empyème, la jeune fille appela l'attention sur un changement survenu dans la forme de l'extrémité de ses doigts qui présentaient la disposition dite en baguette de tambour; le dernier segment contrastait avec les deux autres par son développement exagéré; l'ongle, très élargi, offrait une accentuation de ses courbures transversales et longitudinales; enfin la peau de la face dorsale de la phalangette était amincie, luisante et tirée: on aurait dit qu'elle était soumise à une réelle distension par le gonflement des parties sous-jacentes; elle tranchait par sa coloration rose vif sur la teinte des téguments recouvrant les deux autres phalanges, ce qui donnait aux doigts l'apparence la plus singulière. Le phénomène remontait à fort peu de jours, d'après les affirmations de la jeune fille et de sa mère; en tous cas, il était encore dans une phase d'accroissement rapide. On put s'en rendre compte, en le voyant s'accentuer dans la suite et s'accompagner même de quelques sensations douloureuses. Cette période d'augment ne fut pas de très longue durée : lorsque, vers le cinquième mois de la maladie, l'abondance de l'épanchement pleurétique commença à diminuer, la turgescence des phalangettes s'amoindrit, la rougeur de la peau disparut, une véritable régression s'opéra dans le processus hypertrophiant. Aujourd'hui les doigts n'ont pas tout à fait repris leur aspect normal : il subsiste quelque chose du passé; mais les déformations sont loin d'être ce qu'elles étaient il y a huit mois.

On assiste assez rarement à cette évolution de l'hippocratisme.

Observation XVI de M. le Pr agrégé Marie. — *Tuberculose peu probable; plus vraisemblablement, dilatation bronchique. Déformation des phalanges unguéales.* — Le nommé Par..., âgé de 51 ans, garçon de lavoir, déménageur, entre à l'hôpital de la Pitié en 1890. Ses parents sont morts âgés. Il a perdu deux frères, morts de tuberculose pulmonaire, l'un à 42 ans, l'autre à 50 ans.

Il est marié; sa femme est bien portante; il n'a pas eu d'enfants.

Alcoolisme...

Santé excellente; n'a commencé à tousser sérieusement que depuis trois ans, pendant l'été de 1887; dit que depuis 1870 cependant il toussait déjà un peu. En 1873, a eu trois abcès à la paroi thoracique : l'un au niveau de l'épine de l'omoplate; un deuxième, au niveau du sein droit; un troisième, dans l'aisselle. Les deux premiers ont guéri complètement, mais le troisième s'est reproduit plusieurs fois, et actuellement donne lieu à un peu d'écoulement.

En 1876, deux nouveaux abcès dans l'aine, qui ont suppuré pendant huit jours environ. Il a continué à travailler, ne crachant pas beaucoup jusqu'à il y a 18 mois : à cette époque l'expectoration devient plus abondante.

Il n'est entré à l'hôpital qu'il y a deux mois, après s'être senti brusquement très affaibli. Actuellement, son état général est meilleur, il a un peu repris ses forces. L'expectoration est surtout abondante le matin.

Examen des systèmes osseux et articulaire. — Colonne vertébrale présente une concavité dorsale antérieure, cette déviation à grande courbure fait paraître le dos régulièrement arrondi. Les autres articulations ne présentent pas de déformations, et leurs mouvements ont une liberté à peu près normale.

La taille du malade est de 1m,525; n'est pas modifiée. La phalangette de tous les doigts est manifestement renflée. Les autres segments des doigts, de la main, du poignet, ne présentent rien de particulier.

L'augmentation de volume est surtout manifeste pour le pouce et le médius, peut-être un peu plus marquée à gauche qu'à droite.

Les ongles sont très bombés et présentent une tendance à prendre une forme circulaire et presque en *verre de montre;* cette disposition surtout marquée pour le médius et le pouce.

Tous les ongles ont leur largeur augmentée.

Longueur de la main, face palmaire, du pli de flexion radio-carpien à l'extrémité du médius : 17 centimètres. Les ongles, outre une tendance à l'élargissement qui contribue, jointe à leur courbure de haut en bas à leur donner l'aspect en verre de montre, présentent une inclinaison assez particulière. Si on regarde le doigt tenu horizontalement, la force dorsale en haut, on voit que l'extrémité postérieure est située sur un plan notablement plus élevé que l'extrémité libre de l'ongle. La différence du niveau est de 3 millimètres au moins pour le médius : il en résulte une obliquité très marquée de l'ongle de haut en bas et d'arrière en avant.

Par suite de l'élargissement de l'ongle, les bourrelets cutanés qui normalement recouvrent les bords latéraux de l'ongle jusqu'au point où celui-ci quitte la matrice, se trouvent, chez le malade, abandonner l'ongle, ou plutôt être recouverts par lui, plusieurs millimètres avant l'extrémité libre de la matrice. Il y a donc, en résumé, élargissement et peut-être aussi un peu d'aplatissement de l'ongle dans le sens transversal.

Quant à la courbure de haut en bas, elle est peut-être un peu augmentée; mais ce qui l'exagère d'une façon considérable, c'est, ainsi que nous l'avons dit, ce fait que la partie supérieure de l'ongle est située très au-dessus de l'extrémité libre.

En eux-mêmes, les ongles sont plutôt minces. Il semble qu'ils aient perdu en épaisseur ce qu'ils ont gagné en largeur.

Stries longitudinales assez accentuées.

Éclatement facile.

La partie supérieure de l'ongle qui se trouve masquée par le repli cutané fait sous celui-ci une saillie considérable; lorsqu'on imprime des mouvements à l'extrémité libre, on fait basculer l'extrémité cachée, dont on peut facilement constater les limites.

Les mouvements de l'articulation des dernières phalanges sont très étendus, et permettent une extension anormale au delà du plan horizontal.

Du côté de la face palmaire, il n'y a rien de particulier à signaler.

Observation XVII, de Gerhardt. — L'homme que voici a 62 ans. Il a longtemps été cocher, et a contracté des habitudes alcooliques. Il a été exposé jour et nuit aux intempéries. On note dans ses antécédents une blennorhagie, la syphilis, la fièvre intermittente. A l'auscultation, on trouve les signes du catarrhe bronchique. Devenu por-

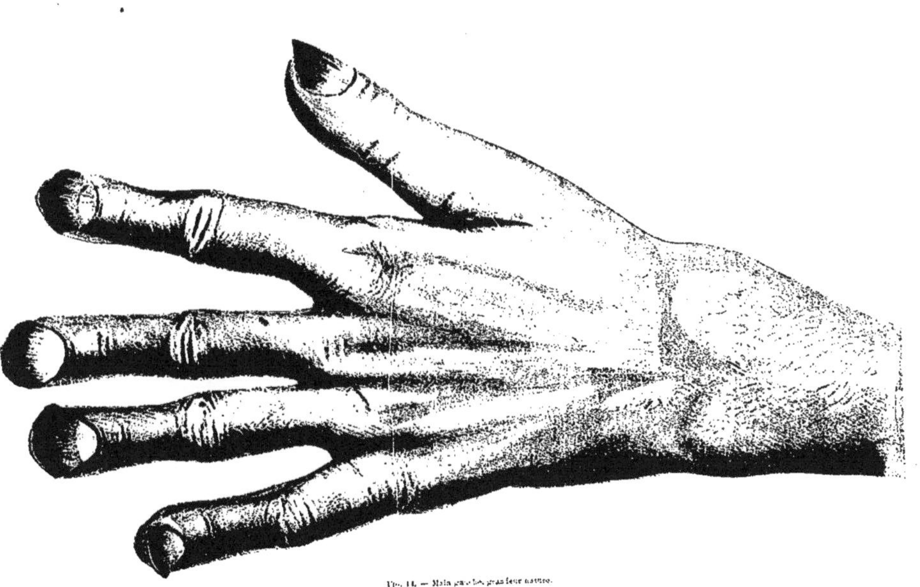

FIG. 11. — Main gauche, grandeur nature.

tier, il demeurait dans un sous-sol ; après quoi il fut pris de douleurs au niveau de l'articulation du pied gauche. Ces douleurs s'étendirent à d'autres membres : les pieds et les mains furent atteints, particulièrement la main droite. Ces douleurs, de plus en plus intenses, amènent le malade à l'hôpital, en même temps que la perte des forces.

Les douleurs s'accompagnent d'une augmentation de volume des membres, surtout des mains. Les doigts ont pris la forme de saucisses, et les mains ressemblent à des pattes.

En même temps, la répartition des poils sur la peau s'est modifiée : c'est ainsi que les poils implantés sur les premières phalanges des doigts se seraient montrés depuis le début de la maladie. On voit aussi que les limites de la région malade proprement dite, au tiers inférieur de l'avant-bras, sont marquées par une couronne de poils autour de ce segment de membre. Il semble donc qu'il y ait un lien entre ce développement du système pileux et les symptômes de la maladie.

Les phalanges unguéales présentent le plus fort épaississement les ongles, friables, sont décollés par de nouveaux ongles en voie de croissance. Les ongles sont striés dans la longueur et dans la largeur, finement dans le premier sens, grossièrement dans l'autre. La main est devenue inhabile et maladroite. — Les lésions des pieds se sont produites de la même manière : là aussi les dernières phalanges se sont fortement épaissies ; les ongles ont une structure anormale. Les articulations tibio-tarsienne et du poignet ont pris une part notable à l'épaississement. La jambe semble également un peu grosse et lourde.

Pas de fièvre, malgré l'accélération du pouls. Sueurs fréquentes et abondantes sur les membres, au niveau des parties les plus malades (main droite surtout).

Symptômes particuliers : hyperhydrose. Grand nombre de nœvi sur le cou. Tremblement, parésie des membres. Atrophie musculaire. Atrophie de la glande thyroïde.

Observation XVIII (Rauzier.) — Tai... (E[illegible]ond), 34 ans. Entré le 16 janvier 1890, à l'hôpital Saint-Éloi, à Montpellier, pour des accidents de rétention purulente consécutifs à un empyème accompagné de fistules thoraciques multiples. L'empyème date de 1876 ; plusieurs fois avant 1890, on avait remarqué le volume considérable de ses mains et de ses pieds.

En 1889, le malade n'était pas encore cachectique, bien que fort amaigri. En 1890, la fonte générale des tissus mous semble avoir intéressé les extrémités dont le calibre, bien que tout à fait anormal, nous semble moins considérable qu'autrefois.

Aussi les dessins et photographie recueillis après la mort, bien que démonstratifs, ne donnent qu'une impression affaiblie de la lésion à son summum.

Père et mère morts de cause inconnue.

Le père avait des extrémités anormalement volumineuses. Un frère mort en bas-âge. Une sœur morte en couches. Quatre frères ou sœurs bien portants. Tous ses collatéraux ont des pieds plus volumineux que la normale.

Jusqu'à 21 ans, bonne santé. La seule anomalie qu'il ait jamais constatée consiste dans l'exagération de volume de ses mains et de ses pieds, déjà frappante dans son bas-âge.

En 1875, au régiment, oreillons et légère orchite. En 1876, fluxion de poitrine grave, au cours de laquelle se manifestent des accès pernicieux, traités par des injections hypodermiques de sulfate de quinine. Aussitôt après la résolution de sa pneumonie, pleurésie gauche; quatre jours après cette constatation, une thoracentèse donne issue à trois litres et demi de liquide purulent; deux jours après, on retire par l'empyème un demi-litre de pus. Durant les quinze mois qui ont suivi l'opération, on a pratiqué quotidiennement des lavages de la plèvre avec des solutions créosotées, phéniquées, chloralées. Sorti ensuite de l'hôpital, le malade a pu reprendre son travail de garçon de pharmacie pendant plusieurs années. Il conservait une fistule qui permettait l'évacuation régulière du contenu de l'abcès pleural, et donnait lieu de loin en loin (tous les deux ou trois mois environ), par son oblitération, à des accidents de rétention purulente.

En 1885, nouvelles opérations (empyème et résection de plusieurs côtes). Cependant la fistule a persisté, et l'état général du malade ne s'est pas amélioré. Au bout de quatre mois cependant, reprise du travail, fréquemment interrompu par des accès fébriles causés par la rétention passagère du pus. En même temps, diarrhée jusqu'à l'évacuation d'un pus abondant. En dehors des poussées, écoulement quotidien régulier de 70 à 80 grammes de liquide purulent.

En 1889, perte des forces. Tal... cesse tout travail après chagrins domestiques. Grippe en janvier. Il entre à l'hôpital. Un mois avant la mort, voici les symptômes présentés :

Pas de tuberculose pulmonaire, pas de dyspnée ni de toux habituelles, sauf au moment des poussées fébriles : alors toux quinteuse et fatigante. Expectoration peu abondante; mais, chaque matin, le malade rend quelques crachats purulents. Jamais d'hémoptysie. Décubitus latéral indifférent au malade.

L'appétit, nul maintenant, a diminué surtout depuis la dernière intervention chirurgicale. Les digestions sont difficiles, sans vomissements. La diarrhée est fréquente.

Léger œdème des chevilles depuis plusieurs années. Pas d'autres troubles circulatoires.

Pas de modifications du système nerveux (motilité, sensibilité générale et spéciale.)

Fréquence anormale et abondance des mictions.

Analyse des urines à un mois d'intervalle. . . .	2,500 gr	D. = 1005 acide.	Urée 4 gr. 46
	1,900	1005 neutre.	Urée 6 gr. 13

Pas d'albuminurie.

Abolition des désirs sexuels et diminution de la force génésique.

Intégrité de l'intelligence et de la mémoire.

Depuis la dernière intervention opératoire, depuis 3 ans environ, un accroissement progressif et actuellement considérable des deux poignets au niveau de leur face dorsale est venu se joindre à l'hypertrophie congénitale des extrémités.

Amaigrissement excessif; la peau, mince et sillonnée de veines bleuâtres, est appliquée presque directement sur les os. Face pâle bâve, décharnée, la poitrine criblée de fistules dans sa partie gauche. Le calibre des membres, à la partie moyenne de leurs segments, est à tel point réduit par la fonte des parties charnues qu'il dépasse à peine les dimensions du squelette : aussi le gigantisme des extrémités saute-t-il d'autant plus aux yeux dès le premier abord. Le thorax, considérablement aplati à gauche, présente sur la paroi antéro-latérale de ce côté plusieurs trajets fistuleux. L'orifice de la fistule principale est sur la ligne axillaire à quatre travers de doigt au-dessous du mamelon.

Poumons. — Sommet droit : légère expiration prolongée, sans matité ni modification des vibrations. Le reste des poumons présente une respiration nettement supplémentaire. — Sommet gauche : au voisinage du sternum; respiration rude, expiration prolongée et quelques râles humides. En arrière, sommet droit : quelques râles fins, et respiration supplémentaire dans le reste de l'étendue; sommet gauche : la respiration ne s'entend que dans le voisinage de la colonne vertébrale avec les mêmes caractères qu'en avant.

Voix normale; aucune altération du larynx, du corps thyroïde.

Cœur. — Simple claquement diastolique au foyer d'auscultation de l'artère pulmonaire.

Langue normale. Matité hépatique et splénique normale. L'abdomen est volumineux, tuméfié, sillonné de veines bleuâtres, et présente nettement les caractères de l'ascite.

Verge volumineuse. Les deux testicules normaux.

La *peau*, dans son ensemble, est pâle, flasque, amincie, sans coloration anormale. A part la barbe foncée et bien fournie, les cheveux suffisamment abondants et le cadre génital assez touffu, le système pileux général (membres, thorax) est peu développé.

Description des extrémités. — Les extrémités supérieures et inférieures présentent des déformations symétriques, constituées par le volume considérable et la forme anormale des mains et des pieds, contrastant avec l'amaigrissement extrême du tronc et des autres segments des membres.

Les bras et les *avant-bras* sont notablement diminués, et leur volume se trouve en rapport avec l'amoindrissement général du tronc et de la face. Seule, la charpente osseuse du coude forme une saillie un peu plus volumineuse qu'à l'état normal. Les *mains*, au contraire, sont extrêmement volumineuses. L'augmentation de volume remonte jusqu'à trois travers de doigts environ au-dessus du pli du poignet.

La longueur de chaque main, depuis le pli articulaire du poignet jusqu'à l'extrémité du médius, est de 23 centimètres.

Nous examinerons successivement les trois régions suivantes : 1° le poignet; 2° la région métacarpienne; 3° les doigts.

Les lésions étant symétriques, la même description générale s'appliquera indifféremment au côté droit et au côté gauche; la mensuration seule révèle une légère inégalité dans la distribution des lésions.

Le *poignet* est notablement tuméfié au niveau de sa face dorsale. La saillie, assez nettement limitée, n'est pas régulièrement arrondie; elle offre à sa partie moyenne une légère dépression transversale qui correspond à la région radio-carpienne.

Au palper, on constate que la saillie est formée en partie par des tissus mous; les masses charnues qui entrent dans sa constitution sont limitées en haut et en bas par les extrémités très hypertrophiées des deux os de l'avant-bras et des métacarpiens.

La peau qui recouvre la région n'est nullement modifiée dans son épaisseur ni dans sa consistance; elle est lisse, peu tendue, ne forme pas de plis, et ne présente aucune adhérence avec les tissus sous-jacents.

C'est l'extrémité inférieure du radius considérable qui surtout constitue le rebord antibrachial de la gouttière. Tandis que la diaphyse de l'os présente son calibre ordinaire et semble même légèrement atrophiée, l'extrémité inférieure est énorme; son hypertrophie est régulière et uniforme. L'apophyse styloïde du radius est située sur un plan de deux centimètres environ inférieur à celui l'apophyse styloïde du cubitus. L'épiphyse de ce dernier, peut-être hypertrophiée, frappe en tout cas beaucoup moins par l'exagération de son calibre. Les extrémités supérieures de tous les métacarpiens sont également plus renflées qu'à l'état normal, mais leur hypertrophie n'est point proportionnée à celle du radius. La gouttière carpienne, encadrée par les saillies radio-cubitale et métacarpiennes, est, comme nous l'avons dit plus haut, occupée par des parties molles. Les tendons des extenseurs et des radiaux, dont on perçoit nettement la contraction, semblent flotter au milieu de masses semi-fluctuantes, tout-à-fait analogues, au point de vue de la consistance, aux fongosités de l'arthrite tuberculeuse. On perçoit en outre, au milieu de ces parties molles, la présence de petits corps plus consistants donnant la même sensation que les corps étrangers articulaires.

Au niveau de la face palmaire du poignet, on constate simplement un élargissement du diamètre transversal de la région. A part cela, l'aspect anatomique de cette face n'est nullement modifié.

(Il est bon de constater, pour apprécier sainement tous les chiffres du tableau, que la taille du sujet est de 1m,69. Tal... signale même à ce propos une intéressante particularité. Sa taille, primitivement de 1m,72, a progressivement diminué de 3 centimètres : cet amoindrissement de la stature est probablement en rapport avec la modification de la courbure de la colonne vertébrale).

2° *Région métacarpienne.* — Le développement de cette région anatomique n'est nullement en rapport avec les dimensions du poignet et des doigts. Sauf l'hypertrophie légère de l'extrémité supérieure des métacarpiens déjà notée, ceux-ci ont une longueur normale, et leur épaisseur ne paraît point modifiée.

La peau de la face dorsale glisse facilement sur les tissus sous-jacents; les muscles interosseux semblent atrophiés.

La paume de la main ne présente rien d'anormal. Les éminences thénar et hypothénar sont relativement conservées, tout en présentant un certain degré d'atrophie (Voir fig. 14.)

3° *Les doigts* ont un volume énorme; les deux premières phalanges sont régulièrement hypertrophiées, l'accroissement portant à la fois sur les divers diamètres, et proportionnellement allongées. L'hypertrophie porte sur tous les doigts, mais paraît prédominante au niveau du pouce. Les articulations des diverses phalanges sont médiocrement renflées. L'hypertrophie semble porter exclusivement sur les os; les parties molles se sont en quelque sorte fondues.

Ce qui frappe le plus dans l'examen des doigts, après leur hypertrophie, c'est le *renflement des extrémités digitales en massue, en battant de cloche*. Le diamètre transversal et le diamètre antéro-postérieur sont également accrus; on se rend compte, au palper que la phalangette, énormément hypertrophiée, contribue pour la plus grande part à ce développement anormal.

Les *ongles* présentent des dimensions absolument exceptionnelles: non-seulement ils tapissent la face dorsale de la troisième phalange, mais ils la dépassent de chaque côté; en un mot, ce n'est plus la phalange qui les enchâsse, ce sont eux qui encadrent la partie terminale du doigt. Ils s'incurvent dans le sens vertical, et, en moindre

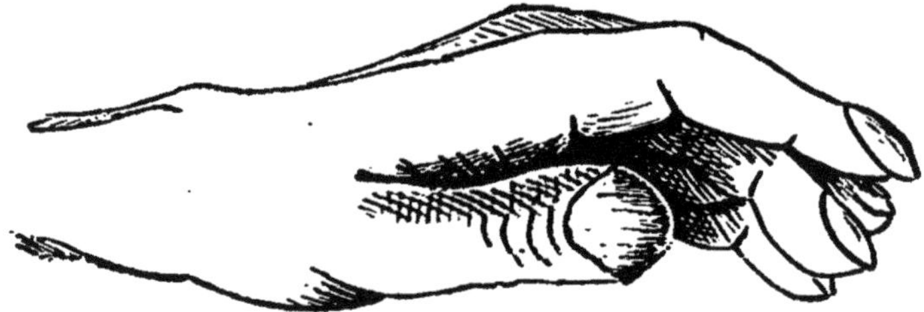

Fig. 15. — Main gauche, aspect des ongles de face et de profil.

proportion, dans le sens transversal, offrant dans les deux sens une disposition en arc de cercle. L'extrémité du doigt coiffé de son ongle rappelle fort bien l'aspect d'un *bec de perroquet*. Les ongles ont une coloration rosée à peu près uniforme. Certains sont striés très manifestement; le petit doigt de chaque main offre une striation verticale des plus nettes. Les autres doigts présentent une striation moins accentuée. L'épaisseur de l'ongle semble plus mince que normalement : lorsqu'on en coupe un fragment, la surface de section n'est pas stratifiée. Le bourrelet charnu qui l'entoure est d'une minceur extrême.

En somme, *volume énorme du poignet au niveau de sa face dorsale; hypertrophie considérable des doigts avec renflement des phalangettes et élargissement des ongles; dimensions normales de la région métacarpienne*: tel est, en résumé, l'aspect des mains.

La longueur totale de la main = 37 centimètres.

Le cubage de l'organe, pratiqué par M. le Dr Grasset, pour fournir avec l'état normal un terme de comparaison plus précis que la projection graphique du membre, a donné des chiffres plus démonstratifs.

Le volume d'eau déplacé par la main droite plongée dans un bocal gradué jusqu'à 1 centimètre au-dessus de l'apophyse styloïde du cubitus est de 650 centimètres cubes, et 625 pour la main gauche.

Pour deux adultes sains, la même expérience n'a donné qu'un déplacement de 400 centimètres cubes pour l'un et 425 pour l'autre.

Quelques mensurations prises au niveau de l'avant-bras et du coude ont donné les mêmes chiffres des deux côtés.

Un point important à noter, c'est que les déformations en question ne se sont jamais accompagnées de troubles fonctionnels. Le malade n'a jamais éprouvé de douleur locale; la sensibilité et la motilité du membre sont demeurées intactes, et le malade a toujours pu s'acquitter des manipulations parfois délicates du laboratoire de pharmacie. Parvenu à un stade avancé de la cachexie, un mois avant sa mort il donnait encore au dynamomètre de Mathieu les chiffres de 21 kilogr. à droite et de 28 à gauche.

Ses doigts énormes et démesurément longs avaient conservé une exquise délicatesse dans le maniement des objets et la perception des sensations tactiles.

Tout au plus, une certaine tendance aux troubles secrétoires : depuis fort longtemps, Tal... ne pouvait se livrer à un travail minutieux sans être pris de sueurs abondantes locales.

Les *extrémités inférieures* offrent, comme les extrémités supérieures, un accroissement de volume considérable et symétrique, portant à la fois sur les parties molles et le squelette. Une description minutieuse en est rendue impossible par suite d'un certain degré d'infiltration séreuse, d'un œdème mou, peu accentué d'ailleurs, qui ne dépasse pas la partie moyenne de la jambe. Au *cou-de-pied*, l'hypertrophie de l'extrémité inférieure du péroné, comme celle du radius au poignet, paraît prédominante : elle a 3cm,7 de diamètre transversal à droite et à gauche.

Le diamètre antéro-postérieur du cou-de-pied, depuis le milieu de la ligne intermalléolaire jusqu'à l'extrême pointe du talon (abstraction faite de l'œdème que l'on déprime), mesure 13cm,5; le diamètre transverse, compris entre les deux malléoles, 8cm,5; la circonférence du cou-de-pied passant par le même diamètre est de 38 centimètres.

Les *orteils* sont très volumineux et déformés; ils présentent, comme les doigts, la forme en battant de cloche. Les ongles, sans être épaissis, sont notablement élargis et aplatis; la forme en bec de perroquet est aussi accentuée qu'au membre supérieur.

Le reste de la jambe est, au contraire, d'une excessive gracilité. Seul, le genou présente un volume exagéré et contraste avec l'amaigrissement total du membre inférieur; la saillie du genou est produite par l'hypertrophie en masse des extrémités articulaires. Comme au membre supérieur, la motilité et la sensibilité ne sont pas modifiées dans le membre inférieur. Les réflexes rotuliens sont normaux.

Tête. — A part l'atrophie et la fonte cachectique des parties molles, on ne constate aucune anomalie du crâne ou de la face. Pas d'asymétrie. Les maxillaires ne présentent de modifications ni dans leur volume, ni dans l'épaisseur de leur paroi, ni dans l'étendue de leurs courbures.

Signalons encore, sans y insister, du côté de la colonne vertébrale et du thorax, les déformations symptomatiques de la pleurésie ancienne, c'est-à-dire une scoliose simple (sans cyphose) et un aplatissement thoracique de la partie malade. D'autre part, l'extrémité interne de la clavicule droite est sensiblement hypertrophiée.

L'histoire du malade pendant les derniers temps de son séjour à l'hôpital offre peu d'intérêt. La suppuration pleurale continue, interrompue fréquemment par des poussées fébriles de rétention septique. L'ascite s'accentue, le foie s'hypertrophie, de gros cordons veineux apparaissent sur la paroi abdominale; la diarrhée devient incessante; quelques pétéchies se montrent aux alentours de l'ombilic. Du côté du poumon, les symptômes fonctionnels sont toujours très atténués, et l'examen des crachats demeure constamment négatif au point de vue des bacilles.

Le 26 avril, survient un épisode assez curieux : On trouve dans le pansement qui entoure le thorax du malade, au milieu du pus pleural, cinq ou six pépins d'orange ingérés la veille. Le malade a déjà constaté, à plusieurs reprises, et depuis 4 mois, l'issue par la fistule principale de débris organiques, grisâtres ou noirâtres, d'odeur fécaloïde. Le tympanisme gastro-intestinal remontant jusqu'à la cicatrice du dernier empyème, on peut envisager avec quelque vraisemblance la possibilité d'une communication anormale, par l'intermédiaire d'un étroit trajet fistuleux, entre le colon transverse et la cavité pleurale gauche; toutefois Tal... n'a jamais constaté la présence de pus dans les matières fécales.

Quoi qu'il en soit du phénomène, la cachexie continue à progresser, et Tal... meurt le 29 mai 1890.

Autopsie. — Cette partie de l'observation, qui aurait pu fournir matière à un chapitre intéressant et inédit, ne constitue malheureusement, par suite des circonstances, qu'un paragraphe incomplet et tout à fait insuffisant à fixer la question de nature de l'ostéo-arthropathie.

Le cadavre est dans un état d'amaigrissement très prononcé, et il existe un certain degré d'œdème des membres inférieurs, jusqu'à mi-cuisse. On constate un commencement de putréfaction dans la partie gauche du thorax au niveau des trajets fistuleux.

Thorax. — Le côté gauche de la poitrine est considérablement affaissé et rétracté, tandis que l'hypocondre est, au contraire, fortement voussé. Il existe cinq trajets fistuleux à la partie antéro-latérale du thorax; un seul conduit dans la plèvre, tandis que les autres aboutissent à des clapiers anfractueux creusés dans la paroi thoracique, et tapissés d'une membrane noirâtre à odeur et d'aspect gangréneux. A l'ouverture de la cage thoracique, le poumon gauche est réduit à une lame de 2 à 3 centimètres d'épaisseur, intimement adhérente, sans distinction possible des deux lobes, à la paroi thoracique, au sommet de la cavité pleurale et à la face latérale gauche de la colonne vertébrale; la face antérieure du poumon s'élargit en forme d'éventail vers la base. — Quelques brides, courtes et épaisses, comprenant des fragments de tissu pulmonaire, rattachent ce moignon à la gouttière costo-vertébrale. La cavité pleurale présente l'aspect d'une simple gouttière à peine susceptible de contenir un demi-litre de liquide. La plèvre est très épaissie, calleuse, tant à la surface du poumon qu'au niveau de la cage thoracique, et sa surface est lisse, noirâtre, et présente une odeur extrêmement fétide, presque fécaloïde : il n'existe pas d'ulcération. Le poumon, comprimé, est dense, pigmenté, perméable à l'air et n'offre aucun vestige de tuberculose. Le poumon droit est volumineux, pigmenté, emphysémateux dans les parties antérieures, œdémateux dans les parties déclives, indemne de tubercules. Les ganglions du médiastin sont gros comme des avelines, rougeâtres à la coupe.

Le CŒUR a son volume normal : il pèse 280 grammes, et ne présente pas de lésions valvulaires.

Abdomen. — Des adhérences très serrées unissent tous les viscères abdominaux entre eux et au diaphragme. On ne découvre aucune perforation faisant communiquer l'estomac ou l'intestin avec la cavité pleurale, bien que le malade ait prétendu avoir rendu par sa fistule des matières alimentaires. L'estomac est complètement accolé à la face concave du foie; le colon et plusieurs anses intestinales adhèrent fortement à la rate. Il existe une certaine quantité de liquide ascitique dans le petit bassin.

Le foie est très volumineux et pèse 2560 grammes; il adhère au diaphragme et à l'estomac; il présente à sa surface et sur les coupes un aspect grossièrement granuleux. Ces granulations sont de deux ordres : d'une part, des granulations du volume d'une tête d'épingle, opaques et jaunâtres, de nature graisseuse; d'autre part, des granulations demi-transparentes, semblables à des grains de sagou, souvent conglomérées en masses du volume d'un gros pois et de configuration irrégulière : ces dernières sont de nature amyloïde. Dans l'intervalle des masses amyloïdes et graisseuses, le foie est hyperémié.

Rate. — La capsule est très épaissie et adhérente aux organes voisins; elle est hypertrophiée, triplée environ de volume, et montre à la coupe un tissu rougeâtre et sec.

Rein. — A la coupe, la substance corticale est tuméfiée, pâle et luisante. Dégénérescence amyloïde probable.

Membre supérieur gauche. — L'articulation du coude montre une érosion assez étendue du bord libre du cartilage diarthrodial sur les trois os. Les autres parties de l'articulation non soumises au frottement sont également exulcérées. Les ulcérations ont un fond mamelonné et sont circonscrites par un bord mousse. Synovie un peu plus abondante qu'à l'état normal. Volume exagéré des épiphyses. A la section, pas d'altération appréciable de la substance osseuse.

Poignet. — Capsule relâchée, distendue par la synovie. Les bords libres du cartilage d'encroûtement du radius et du cubitus présentent quelques érosions superficielles de même aspect, mais moins étendues qu'au coude. Volume exagéré de l'extrémité inférieure du radius, grandes dimensions de l'apophyse styloïde et élargissement de la mortaise radio-carpienne. Pas de modifications de la structure de l'os. Volume exagéré des os du carpe, et ulcération en coup d'ongle sur les bords tranchants. Les épiphyses inférieures des métacarpiens sont également hypertrophiées, les capsules articulaires un peu relâchées, le cartilage d'encroûtement est aminci au niveau de la portion marginale du condyle.

Membre inférieur gauche. — L'articulation du genou présente des épiphyses volumineuses dont la conformation et la surface sont régulières. Le diamètre bicondylien de l'extrémité inférieure du fémur a 9^cm^,1; le diamètre antéro-postérieur d'un seul condyle mesure 7^cm^,5. Amincissement du cartilage d'encroûtement et exulcération périphériques.

Os du pied et de la jambe volumineux (péroné).

Les os de l'articulation sterno-claviculaire droite sont augmentés de volume (extrémité interne de la clavicule surtout). Double scoliose en S de la colonne vertébrale, comme dans les pleurésies chroniques. Pas de cyphose.

Observations de Bamberger. — I. Palefrenier, 23 ans, malade depuis 8 jours(?) Frissons, point de côté gauche, toux. Expectoration abondante visqueuse, muco-purulente, putride, stratifiée. Epaississement des doigts et orteils depuis 9 ans.

Doigts en baguette de tambour. Renflement des os de l'avant-bras et de la jambe au niveau de leurs épiphyses inférieures.

Poumons, catarrhe et signes cavitaires. Pas de bacilles.

Autopsie. — Bronchite chronique avec dilatation des bronches. Pneumonie lobaire. Epanchement pleural gauche. Œdème pulmonaire. Os des jambes, en avant et en bas, épaississement régulier et sclérose de la substance corticale. La substance spongieuse surtout, au niveau des épiphyses, est plus dense.

II. ..., 67 ans, hôtelier. Affection pleurétique probable, datant de 40 ans. Depuis ce temps, gêne respiratoire qui le force à entrer à l'hôpital à plusieurs reprises. Toux et expectoration abondante depuis 10 ans. Depuis 8 ans, fétidité et augmentation des pieds et des mains. Il y a un an, attaques épileptiformes. Forme des phalangettes en baguette de tambour. Cyanose unguéale.

Epaississement des extrémités du radius, cubitus, tibia, péroné avec œdème intermittent des jambes. Sensibilité à la pression (tibia).

Rétraction du côté droit du thorax.

A droite, en arrière et en bas, matité et obscurité du murmure vésiculaire. Râles crépitants disséminés. Expectoration abondante et fétide.

III. — Charpentier, 48 ans. Pleurésie gauche durant 8 semaines, il y a 18 ans. Il y a 11 ans, traumatisme. Depuis 1 an, toux. — Expectoration visqueuse stratifiée, puis purulente, fétide, tousse surtout dans le décubitus latéral droit.

En même temps, augmentation des orteils et de malléoles. Douleurs et déformation en massue des phalangettes, augmentation du poignet. — Pas de bacilles. Fièvre irrégulière et intermittente. Symptômes de catarrhe. Tous les os longs sont sensibles à la pression. Douleurs spontanées au froid. Atrophie musculaire. Épaississement du radius et du cubitus, à 10 centimères environ au-dessus du poignet, également aux malléoles. Dernières phalanges en massue aux doigts et aux orteils. Ongles recourbés. Développement récent et douloureux de la glande mammaire gauche. A une époque plus éloignée, bacilles dans les crachats. Amaigrissement, fièvre légère, augmentation des os, comparativement à un premier examen. Mort des progrès de l'infiltration tuberculeuse.

Autopsie. — Tuberculose chronique et subaiguë, surtout du poumon droit. Dilatation des bronches à droite. Péribronchite fibreuse. Périostite du fémur et des os de l'avant-bras des deux côtés. Glande thyroïde petite, colloïde. Poumon gauche recouvert de pseudomembranes filamenteuses et adhérentes. Au sommet, caverne petite; dans le lobe inférieur, deux cavernes irrégulières. Œdème dans le reste du poumon. Poumon droit adhérent à la plèvre costale, cavernes au sommet, infiltration caséeuse à la base du lobe supérieur et dans le lobe moyen. Cœur : ventricule droit dilaté et hypertrophié.

Sur l'extrémité inférieure de la diaphyse des deux tibias, particulièrement à la région externe, exostose épaisse de 2 centimètres, rouge pâle, facile à couper, haute de deux travers de doigt et de texture finement lamellaire. Périoste adhérent. L'extrémité inférieure du fémur droit est également épaissie. Sur une coupe transversale du tibia droit, rien d'anormal dans le tissu médullaire; la substance compacte est peut-être un peu épaissie. Aux os de l'avant-bras, à l'extrémité antérieure de la diaphyse, ostéophytes d'aspect velvétique, rouge ou rouge bleuté, paraissant particulièrement développés sur le cubitus. Sur le fémur droit fortement incurvé, la ligne intertrochantérienne antérieure est recouverte d'un épais dépôt ostéophytique constitué par de nombreuses lamelles fines greffées sur l'axe du fémur, repliées plusieurs fois et enfermant entre elles de grosses cavités. L'épaisseur de l'ostéophyte est, par place, d'environ 1 centimètre. Au voisinage du petit trochanter, l'ostéophyte est plus grossier.

La ligne âpre tout entière apparait recouverte d'un dépôt épais de plusieurs millimètres, disposé en forme de peigne, suivant la direction de la ligne âpre et terminée par une ligne légèrement ondulée.

Tout le reste de la surface du fémur est recouvert d'un dépôt épais de 2 à 3 millimètres dont la surface est tantôt également poreuse, tantôt légèrement verruqueuse, ou bien disposée sous forme de pointes nombreuses parallèles. Il s'en détache seulement une masse volumineuse irrégulière et située à la partie externe de la moitié inférieure et une autre plus petite dans le 1/3 inférieur. Dans la moitié inférieure, ilots plats d'un dépôt poreux et fin. L'extrémité intérieure du fémur est remarquable par un nombre considérable de pores et un élargissement des trous nourriciers, séparés par de fines crêtes. Les surfaces articulaires sont tout à fait normales.

Le tibia est massif, très incurvé. A son extrémité supérieure, les trous nourriciers sont larges et nombreux; les surfaces articulaires sont libres. Leur aspect est difforme et rendu massif par les dépôts volumineux recouvrant l'extrémité inférieure. En dehors de deux portions isolées sur la face postérieure par un large ostéophyte et d'un espace triangulaire en avant au-dessus de l'articulation tibio-tarsienne, la plus grande partie de la surface de tibia est recouverte d'une couche ostéophytique finement poreuse, compacte, particulièrement à la partie inférieure de la face interne et sur la crête tandis que partout ailleurs elle est constituée par des pointes et des crêtes grossières et très serrées. Ces dernières formations sont particulièrement fortes sur la ligne poplitée : la crête est rendue raboteuse par des dépôts d'inégale hauteur.

La surface externe est moins profondément modifiée, ressemble à une écorce d'arbre, est couverte, de sillons longitudinaux. Sur une coupe oblique du tibia, on reconnait parfaitement la couche de dépôt se détachant nettement de la substance corticale, plus compacte, en de certains points, où elle atteint 3 à 4 millimètres d'épaisseur, alors qu'en d'autres elle est extraordinairement mince.

Le péroné est entièrement recouvert d'ostéophytes bosselés et confluents, qui modifient sa forme. Il faut en excepter l'épiphyse supérieure et une bande étroite qui s'en détache en arrière. Quant à la surface finement poreuse, elle forme une couche surélevée sur quelques larges points du tiers inférieur.

La rotule est recouverte sur sa face antérieure de bosses et de noyaux épais. Surfaces articulaires saines.

Le radius droit est volumineux, assez incurvé, remarquable surtout par l'énorme volume du tiers inférieur. — A ce niveau, la face postérieure est recouverte jusqu'à 6 centimètres au-dessus de l'articulation radio-carpienne d'une couche ostéophytique tantôt légèrement bosselée, tantôt verruqueuse. Cette couche se distingue nettement à la partie supérieure de l'os, qui est lisse. Sur la face antérieure, le dépôt est très régulier, finement poreux jusqu'à 10 centimètres au-dessus de l'articulation; sur le bord externe, le dépôt forme sur la face postérieure une couche épaisse d'ostéophytes rayonnants et feuilletés d'arrière en avant. La tête est normale. A partir du col jusqu'au bas, toute la diaphyse est recouverte de dépôt qui particulièrement sur le 1/3 inférieur ressemble à une masse liquide pétrifiée au milieu de laquelle il y a des ilots où l'on trouve l'os normal.

Le radius gauche est comparable au droit, mais les altérations sont un peu moins accentuées.

Sur le cubitus, l'extrémité supérieure, en dehors des nombreux et volumineux orifices vasculaires, n'offre que de petits dépôts mous, surtout à la région externe. La tête n'est pas modifiée. Le 1/3 inférieur est presque entièrement recouvert par l'ostéophyte finement poreux, qui domine aussi sur l'extrémité inférieure du radius. Cet ostéophyte, à 6 centimètres au-dessus du poignet, se distingue nettement à la partie moyenne de l'os normal. Il s'aplanit de plus en plus en gagnant le côté interne de l'articulation radio-cubitale.

Main droite. — Tous les métacarpiens sont gros; les faces articulaires sont saines. La partie moyenne du côté dorsal est recouverte d'ostéophytes finement poreux assez élevés, ressemblant à de la pierre-ponce; ils sont très volumineux sur le 3e et le 4e, peu sur le pouce. La face palmaire est également recouverte d'une mince couche de dépôt peu poreux. Les premières phalanges, sauf celle du pouce, sont revêtues sur leur face dorsale d'une couche mince et homogène. Les crêtes de la face palmaire sont élevées, profondément découpées et bosselées.

Les deuxièmes phalanges, sur leur face dorsale, sont recouvertes de la même couche mince et homogène. Celle du troisième doigt montre, surtout du côté du petit doigt, une surface finement poreuse. — L'extrémité des troisièmes phalanges est fortement élargie au dessus de la partie moyenne, qui ne l'est pas, proéminente, terminée par un arc duquel partent des arêtes rayonnantes. Considérée du côté palmaire, l'extrémité forme un volumineux bouton, dont la surface est irrégulière comme celle d'un choux-fleur.

Mêmes altérations pour la main gauche, à peu de chose près.

Pied gauche. — Les os de la racine du pied sont volumineux, sans ostéophytes. Les métatarsiens, sur leur face dorsale, sont recouverts d'un dépôt volumineux finement poreux sur le gros orteil, plus feuilleté sur les autres métatarsiens. Les phalanges ne se montrent pas notablement modifiées. L'extrémité des phalanges terminales se développe en un bouton bosselé. La dernière phalange des gros orteils est particulièrement très volumineuse; le bord libre, couvert de nombreuses bosselures et incurvé avec concavité inférieure. — Parallèlement à ce bord, à environ 3/4 de centim. de la base, une crête osseuse, que l'on rencontre aussi sur des os normaux, mais qui ici est beaucoup plus développée.

IV. — Domestique, 25 ans, tousse depuis huit à dix ans. Expectoration devenue fétide depuis plus de quatre ans. Amaigrissement.

Depuis quatre ans, on peut observer une augmentation de volume de l'extrémité des doigts : ce volume n'est devenu considérable que depuis six mois. Même remarque pour les malléoles. Douleur à la marche. Cypho-scoliose assez prononcée depuis le début de la maladie, siégeant à la partie supérieure de la colonne dorsale. Thorax aplati latéralement à partir de la quatrième côte, presque carré.

A gauche, en arrière, respiration amphorique et nombreux râles à grosses bulles. — A droite, respiration bronchique douce. — Expectoration abondante, fétide, à trois couches. — Pas de bacilles. Légère cyanose de la face et des doigts qui sont en baguette de tambour. Déformation des dernières phalanges des orteils. Épaississement massif des tibias dans leur tiers inférieur et la malléole interne surtout à gauche — Pas de modification certaine des avant-bras.

Six mois après, le malade tousse toujours; expectoration fétide et abondante. Fréquents accès de fièvre. La difformité du thorax est peut-être plus prononcée.

Auscultation. — Partout affaiblissement du murmure vésiculaire, avec râles nombreux.

Il n'y a presque plus de douleurs spontanées dans les os ni à la pression, sauf sur le tiers inférieur de la cuisse.

V. — Cocher, 39 ans. Pleurésie gauche en 1884. Pleurésie gauche en 1888, avec catarrhe pulmonaire. A ce moment, rendit des crachats purulents mais sans odeur. Depuis septembre 1888, expectoration très abondante et fétide avec points de côté passagers et matité. A cette époque, vertiges et sensations de chaud et de froid. Depuis novembre 1889, douleurs lancinantes dans le genou droit, accrues par le mouvement. Douleurs dans le cou-de-pied droit modifiées par le repos du lit. Jamais de douleurs dans les doigts.

En décembre 1889, fièvre. Moitié gauche du thorax rétractée. Respiration amphorique, avec des râles sonores et à grosses bulles. Partout ailleurs, respiration sibilante et expiration prolongée. — Expectoration gris-brun, abondante, en trois couches, fétide, renferme des détritus nucléaires, des cristaux d'acides gras, du sang et du pus. Pas de fibres élastiques. Hémoptysies fréquentes. Les dernières phalanges des doigts et des orteils gonflées en baguettes de tambour. Épaississement douloureux des malléoles.

Autopsie. — Gangrène multiple des poumons. Dilatation des bronches, méningite de la base, avec exsudat méningitique aigu. Ostéophytes des deux fémurs. Les dernières phalanges des doigts épaissies en massue. Les tibias au-dessus des malléoles internes épaissis, surtout le droit.

VI. — 17 ans. Variole à 9 ans; resta maigre et pâle. A 15 ans, commença à tousser, Expectoration abondante, jaune-verdâtre, inodore. A 16 ans, expectoration devenue fétide jusqu'à maintenant. Anorexie et vomissements. Douleurs, surtout pendant les accès de toux et à la pression, depuis le genou jusqu'aux orteils, et que le malade localisait dans la profondeur des os. Depuis deux mois, douleurs analogues aux poignets jusqu'aux doigts, en même temps qu'un épaississement à la racine de la main et des dernières phalanges. Ongles recourbés. Les symptômes aux membres inférieurs sont masqués par l'œdème.

Râles peu abondants et sourds à l'expiration, en avant et en bas; en arrière, matité inférieure gauche, avec inspiration rude et expiration obscure au sommet; en bas, rales abondants, grosses bulles; expectoration abondante, verdâtre, épaisse, visqueuse, fétide. Pas de bacilles. — Les os des avant-bras, des deux côtés, près du poignet, sont épaissis, surtout en largeur; léger œdème du dos de la main. Doigts en massue. Ongles un peu cyanosés, recourbés sur leur face plane.

La douleur des os et des orteils est brûlante. Quelquefois légère douleur sacrée. Des deux côtés, pieds plats. Albuminurie considérable.

VII. — Employé de chemin de fer, 30 ans : tousse depuis 12 jusqu'à 17 ans; fut ensuite bien portant pendant deux ans, et depuis tousse sans cesse. Depuis 2 ans, expectoration plus abondante, amaigrissement, sueurs nocturnes. Il y a un an, hémoptysies. Il y a un mois, fétidité fréquente de l'expectoration. Depuis 2 ans, douleurs constantes dans les membres (malléoles, tibias, genoux, mains, coudes, épaule droite), douleurs apparaissant plus marquées le soir et disparaissant par le repos au lit. En outre, le dos des deux pieds est légèrement enflé, ainsi que les jambes. L'enflure disparait pendant la nuit. Les douleurs sont souvent lancinantes et perforantes. Au repos, il n'y a pas de douleur; seulement une sensation de pesanteur dans les membres, comme s'ils renfermaient du plomb. Il y a trois ans, le malade remarqua que les 3e phalanges de ses doigts augmentaient ainsi que les malléoles.

Appareil pulmonaire. — Forte matité dans les deux lobes supérieurs. Respiration bronchique et râles sonores. Catarrhe généralisé. — Expectoration abondante muco-purulente, mal stratifiée, presque pas fétide. — Pas de bacilles.

Les dernières phalanges des doigts et des orteils sont hypertrophiées. La région sus-malléolaire tibiale des deux côtés a des contours moins nettement délimités. Pas d'autres déformations. Vive sensibilité des malléoles, des tibias tout entiers, de la rotule et du tiers inférieur du fémur. Sur les deux péronés, la partie moyenne seule est sensible à la pression.

Aux extrémités supérieures, les apophyses styloïdes du poignet ainsi que la partie supérieure des os de l'avant-bras sont sensibles.

La partie moyenne n'est pas douloureuse à la pression. La pression sur le sternum est extraordinairement douloureuse, surtout au niveau du corps de l'os.

M. Bamberger publie les cas précédents comme des observations de gonflement épiphysaire des os consécutif à des bronchiectasies. Il fait suivre ces cas typiques de quatre observations où des affections cardiaques ont déterminé, mais à un degré moins prononcé, des déformations des os longs périphériques. Dans un cas, les altérations se bornent à des déformations unguéales. Les déformations unguéales de la cyanose congénitale (1 cas) étaient déjà connues; les altérations radiales et tibiales ne l'étaient pas, et l'aspect du radius du malade atteint de cyanose était tout à fait comparable, d'après la figure que publie l'auteur, au radius altéré dont nous relatons l'examen microscopique et histologique dans l'observation XIII. Du reste, il faut dire que les quatre observations que nous ne relatons pas, faute de détails suffisants sur les lésions articulaires, étaient, il est vrai, consécutives à des affections cardiaques. Mais il importe de ne pas oublier que, dans chacune des observations de Bamberger, le retentissement habituel des lésions cardiaques sur la vitalité et la pathologie de l'appareil respiratoire s'était manifesté depuis assez longtemps, et que c'était à des lésions pulmonaires déjà anciennes que succombèrent les malades dont il relate l'histoire.

TABLEAU COMPARATIF

DE DIFFÉRENTES MENSURATIONS
PRISES CHEZ CERTAINS MALADES AVEC LES MÊMES MESURES DE LA MOYENNE
DES ADULTES SAINS

	NUMÉROS DES OBSERVATIONS												
	1	2	3	6	7	8	9	11	12	14	16	18	Adultes sains
	m/m	m/m	m/m	m/m	m/m	m/m	m/m	m/m	m/m	m/m	m/m	m/m	m/m
Largeur de l'ongle (pouce).	25	35	23	25	»	»	38	»	29	15	20	25	**15**
Longueur — —	24	»	37	15	»	»	20	»	17	17	»	24	**17**
Circonférence du pouce . .	»	100	110	95	»	»	100	90	100	65	74	85	»
— de la 3e phalange (index)	»	»	»	73	»	»	»	80	62	50	»	67	**55**
Circonférence de la 3e phalange (médius).	»	»	»	»	»	»	84	90	68	50	60	80	**57**
Largeur de l'ongle (médius).	»	23	20	20	»	»	28	»	22	15	15	21	**14**
Longueur — —	»	»	»	»	»	»	20	»	»	14	»	20	**13**
Longueur du médius. . . .	»	120	125	115	»	»	80	130	»	97	»	132	**110**
Circonférence de la main (partie moyenne).	»	»	280	230	210	»	240	250	210	190	»	270	**220**
Larg. de la main (p. moy.).	»	110	105	100	»	»	75	110	90	77	»	82	**105**
Épaisseur de la main. . . .	»	»	»	»	»	»	36	»	35	»	»	21	**28**
Diamètre ant.-post. (poignet)	»	»	»	»	»	»	56	»	50	»	»	38	**40**
Largeur des poignets. . . .	»	»	»	70	»	»	80	80	74	»	»	75	**60**
Circonfér. (poignet droit). .	»	225	270	»	»	205	230	200	195	160	»	215	**170**
— (poignet gauche).	»	215	265	»	»	»	»	»	210	»	»	200	**150**
— (avant-bras en bas).	»	210	245	»	190	»	»	»	»	»	»	170	»
Circonférence (avant-bras en haut).	»	245	305	215	»	»	»	220	200	»	»	220	**170**
Circonférence du coude. .	»	245	»	250	»	»	280	280	»	»	»	225	**260**
Diamètre transv. maximum (coude)	»	»	»	»	»	»	93	»	75	»	»	81	**75**
Circonférence du bras. . .	»	210	295	»	230	»	»	220	200	»	»	»	»
Larg. de l'ongle (gros orteil).	»	55	30	30	»	»	40	»	30	20	»	31	»
Long. — —	»	»	»	»	»	»	30	»	18	20	»	33	»
Circonf. maxima —	»	120	135	125	»	95	123	110	125	83	»	»	»
Longueur du gros orteil . .	»	75	85	»	»	»	»	70	72	68	»	»	»
Circonférence de la 2e phalange (2e orteil)	»	»	»	72	»	»	»	80	»	53	»	»	»
Largeur maxima (plante du pied)	»	110	120	»	»	»	95	120	120	90	»	100	**100**
Longueur du pied.	»	270	295	280	»	»	275	260	270	»	»	270	**260**
Distance des 2 malléoles. .	»	95	112	»	»	»	112	»	127	»	»	85	»
Circonférence à ce niveau.	»	370	370	»	293	285	340	340	380	230	»	380	**250**
Largeur du tibia en haut. .	»	75	80	»	»	»	»	70	70	»	»	»	**55**
Largeur (rotule).	»	90	110	55	»	»	»	80	»	»	»	»	**70**
Circonfér. du genou droit. .	»	440	425	370	»	365	»	440	360	»	»	340	**350**
— — gauche.	»	430	430	»	»	»	»	»	365	»	»	»	»
— du cou	»	330	355	»	»	»	360	340	340	»	»	300	»

OBSERVATIONS DE	AFFECTIONS ANTÉRIEURES.	SYMPTOMES CONSTANTS.
Bailly.	Scrofule. Pleurésie purulente. Fistule pendant dix ans.	Déformations des doigts des orteils. Ongles en verre de montre.
Friedreich Erb.	Pneumonie guérie. Bronchite et emphysème.	Déformation des doigts des orteils. Ongles élargis et striés. Poignets. Chevilles. Rotules. Cubitus. Tibias. Sternum. Côtes. Vertèbres cervicales. Clavicules. Cyphose lombaire.
Friedreich Erb.		Déformations des Doigts, Orteils, Poignets, Chevilles, Rotules, Cubitus, Tibias, Fémurs, Sternum. Ongles striés et élargis.
Saundby.	Bronchite (autopsie). Sarcôme pulmonaire bi-latéral. Pneumonie caséeuse circumvoisine.	Mains, Pieds, Jambes, Poignets, Genoux, Ongles à convexité exagérée. Côtes, Clavicules, Crêtes iliaques déformées.
Elliot.	Épanchement pleural droit.	Déformation des articulations des membres supérieurs depuis les coudes, des membres inférieurs depuis les genoux. Épaississement des Clavicules et des Côtes.
Fraentzel.	Alcoolisme. Tuberculose pulmonaire avancée, plus prononcée à droite.	Poignets. Métacarpiens. Doigts. Ongles. Articulations du pied déformés.
Sollier.	Fièvre typhoïde. Pleurésie purulente. Fistule persistante.	Déformations des Mains, Pieds, Poignets. Doigts en massue,-Ongles, Malléoles, Vertèbres.
Ewald.	Carcinome. Épanchement pleural hémorragique.	Déformations des Mains, Doigts, Ongles.
Gouraud-Marie.	Fièvre intermittente (?) Tuberculose probable, mais consécutive.	Déformations des Mains, Pieds, Ongles. Coudes. Doigts en tête de perroquet. Articulation tibiotarsienne. Cyphose.
Waldo.	État calcaire des valvules du cœur. Rétrécissement aortique. Masse caséeuse du poumon gauche. Signes de pleurésie droite.	Genoux. Pieds. Mains. Doigts, Ongles, Poignets, Crêtes iliaques déformés.

AGE DU DÉBUT.	SYMPTOMES SURAJOUTÉS COMPLICATIONS.	OBSERVATIONS.
Un an après pleurésie purulente.		
18 ans. En pleine santé.	Atrophie musculaire tardive. Matité rétrosternale. Pas trace du corps thyroïde. Cyphose tardive dorso-lombaire.	Les déformations ont débuté avant l'affection thoracique. Deux cas dans la même famille.
17 ans.	Hyperextension des phalangettes. Épaississement de la peau aux mains et pieds. Hyperchondrose. Acné de la face. Matité rétrosternale.	Phosphates abondants dans les urines.
4 ans après la bronchite.	Atrophie musculaire, fièvre quelquefois. Polidypsie. Pigmentation cutanée. Hyperchondrose. Pas de corps thyroïde (cliniquement).	Urines alcalines. Pas de glycosurie. Atrophie du corps thyroïde.
27 ans. En bonne santé (?) Durée, 19 mois.	Fièvre. Diarrhée incoërcible terminale. Nodules cutanés aplatis (mains et face). Hyperesthésie (tronc). Ganglions inguinaux.	Mort.
38 ans. Vingt ans après les premiers accidents pulmonaires.	Nez et maxillaires volumineux. Polydipsie. Pas de vestiges du thymus. Symphyse du péricarde. Hypertrophie du cœur. Cypho-scoliose légère.	Mort de tuberculose. Pas de glycosurie. Un enfant atteint de la même maladie.
12 ans. Un an après le début de la pleurésie purulente.	Douleurs fulgurantes. Impotence. Céphalées. Amaigrissement. Tremblement. Hyperextension des phalangettes. Atrophie musculaire. Ichthyose. Troubles de la sensibilité. Cyphose lombaire. Sensation de chaleur.	Hyperesthésie en plaques.
50 ans. Début deux ans avant l'observation.	Épaississement de la peau. Atrophie musculaire. Matité rétrosternale. Absence du corps thyroïde.	Ganglions médiastiniques carcinomateux. Mort.
50 ans.	Hyperextension des phalanges. Congestion pulmonaire intercurrente. Transpiration abondante des phalanges. Épaississement de la peau. Acné. Polyphagie.	Fièvre tuberculeuse. Les déformations ont précédé l'affection thoracique. Abolition des désirs vénériens.
5 ans.	Paralysie bulbaire. Troubles intellectuels. Atrophie musculaire. Pas de thymus. Augmentation légère du lobe gauche du corps thyroïde.	Convulsions. Autopsie. Cavités dans la substance cérébrale.

OBSERVATIONS DE	AFFECTIONS ANTÉRIEURES.	SYMPTOMES CONSTANTS.	AGE DU DÉBUT.	SYMPTOMES SURAJOUTÉS COMPLICATIONS.	OBSERVATIONS.
Spillmann et Hausshalter.	Fièvre typhoïde. Habitation humide. Mineur. Rhumatisme.	Poignets, Pieds. Épaississement et courbure des ongles en verre de montre. Genoux. Coudes, Doigts, Larynx. Métacarpiens.	45 ans.	Atrophie musculaire, maladresse. Douleurs. Peau sèche, squameuse. Système pileux accru. Sensibilité au froid. Sensation de brûlure aux pieds. Soif vive. Matité rétrosternale.	Corps thyroïde petit. Abolition des désirs sexuels. Les déformations ont précédé l'affection thoracique. Tuberculose (?)
Personnelle.	Fièvre intermittente. Pleurésie purulente. Fistule persistante depuis six ans.	Toutes les articulations périphériques à partir des genoux et des coudes. Métacarpiens. Ongles en verre de montre. Surélévation de la base de l'ongle.	37 ans.	Hyperextension des phalangettes. Ichthyose. Pigmentation. Albuminurie légère. Sensation de chaleur aux extrémités. Atrophie musculaire. Marche par poussées.	Troubles de l'intelligence. Tremblement.
Thérèse.	Tuberculose pulmonaire datant au moins de quatre ans. Cavernes.	Troisièmes phalanges. Poignets. Malléoles. Articulations métacarpo-phalangiennes, Genoux.	27 ans.	Marche par poussées. Déviation sur le bord cubital. Hydarthrose légère.	Examen histologique et chimique des os malades.
Personnelle.	Pleurésie purulente. Empyème. Fistule persistante. Tuberculose au deuxième degré.	Seules les troisièmes phalanges des doigts et des orteils sont déformées. Surélévation de la base de l'ongle.	22 ans.	Dégénérescence amyloïde probable des reins et du foie.	
Moussous	Tuberculose pulmonaire. Pleurésie purulente. Guérison après empyème et lavages antiseptiques.	Déformations des troisièmes phalanges.	16 ans.		*Restitutio ad integrum* des déformations après guérison de la pleurésie purulente.
Marie.	Probablement dilatation bronchique.	Simple déformation des phalanges onguéales. Élévation de la base de l'ongle par rapport au bord libre.	51 ans.		
Gerhardt.	Alcoolisme. Syphilis. Fièvre intermittente. Catarrhe bronchique. Logement humide.	Mains, Poignets. Ongles. Genoux. Malléoles.	62 ans.	Dévelop. local anormal des pieds. Sueurs au niveau des parties malades. Douleurs. Grand nombre de nævi sur le cou. Tremblement. Atrophie musculaire. Corps thyroïde atrophié.	
Rauzier.	Oreillons. Orchite. Fièvre intermittente. Pneumonie. Pleurésie purulente. Rétention du pus. Fistules multiples. Injections antiseptiques. Empyème et Estlander. Fistule pleuro-intestinale aux derniers jours.	Mains et pieds, Doigts et Orteils. Poignets. Genoux. Malléoles. Métacarpiens. Ongles striés recourbés et allongés verticalement et transversalement en bec de perroquet. Amincissement. Scoliose.	34 ans. Neuf ans après la pleurésie purulente.	Pas de troubles fonctionnels. Extrémité interne de la clavicule droite hypertrophiée. Atrophie et amaigrissement. Fréquence et abondance des mictions. Abolition des désirs vénériens. Ascite. Diminution de la taille.	Père ayant des extrémités très volumineuses. Chez les collatéraux, même volume anormal des extrémités. Erosion des cartilages de l'articulation du coude et du poignet.
Bamberger.	Nous mettons ici ensemble les sept observations publiées par cet auteur. Les déformations sont absolument celles que nous avons signalées comme constantes dans les ostéo-arthropathies hypertrophiantes. Toutes les déformations sont consécutives à la dilatation des bronches. Nous renvoyons, pour les détails et les particularités, au résumé des observations inséré plus haut.				

BIBLIOGRAPHIE

Cruveilhier. — *Hypertrophie des doigts*, in *Traité d'anatomie pathologique.*

Double. — XXXIIIe vol. du *Recueil périodique de la Société de médecine.*

Pigeaux. — Vol. XXIX des *Archives de la Société générale de médecine.*

Bailly. — *Société de biologie.* Mai 1862.

Trousseau. — *Journal des connaissances médico-chirurgicales*, 1863.

Paget. — 1876-1881. *Ostéite déformante.*

Lancereaux. — 1883. *Traité de l'herpétisme.*

Friedreich-Erb. — *Uber Akromegalie in Deutsche archiv fur klinish. med.*, 1888.

Friedreich-Erb. — *Versammlung deutscher Naturforscher und Ærtze zu Heidelberg*, 1889.

Thibierge. — *Ostéite déformante de Paget : Arch. gén. de médecine.* Janvier 1889.

Saundby. — *Illustrated medical News*, 1889.

Thibierge. — *Sur quelques formes d'artropathies systématisées : Gazette hebdomadaire de médecine et de chirurgie*, n° 20, 17 mai 1890.

Marie. — *De l'Acromégalie : Rev. médecine.* 1886.

Souza-Lute. — *D'Acromégalie. Thèse*, Paris, 1890.

Marie. — *De l'Ostéo-Arthropathie hypertrophiante pneumique : Rev. médecine.* Janvier 1890.

Waldo. — *British medical Journal :* 22 mars 1890, p. 662.

Spillmann et Hausshalter. — *De l'Ostéo-Arthropathie hypertrophiante : Rev. médecine.* Mai 1890.

Moussous. — *Traitement de la pleurésie purulente par les injections intra-pleurales de sublimé : Journal de médecine de Bordeaux.* Octobre 1890, n° 10 et 11.

Gerhardt. — *Ein Fall von Akromegalie. Berliner klin Wochenschrift*, 1890 n° 52.

E. Bamberger. — *Uber Knochenveranderungen bei chronische Lungen und Herzkrankheiten. Zeitschrift für klinische Medecine*, t. XVIII, fasc. 3 et 4, 1890.

Elliot. — *Multiple sarcoma associated with osteitis deformans : Lancet* 1888.
Fraentzel. — *Deutsche med. Wochenschrift.* Août 1888.
Ewald. — *Berliner Klin. Wochenschrift.* Mars 1889.
Sollier. — *France médicale*, 1889, n°s 68 et 69.
Jahresbericht für thierchemie.
Oppenzeiler Zeitschrift für physiologische Chimie.
Annales de pharmacie et de chimie italiennes.
Gorup Besanez. — *Traité de chimie organique.*
Bibra. — *Chimie physiologique et pathologique des os.*
Becquerel. — *Chimie pathologique.*
Drouineau. — *Thèse de Strasbourg*, 1861 : *De l'Ostéomalacie.*

TABLE DES MATIÈRES

Pages.

Historique. 1

Symptomatologie. 5

Diagnostic. 22

Nature, étiologie, pathogénie. 39

Marche, durée, pronostic. 45

Anatomie et chimie pathologiques. 49

Conclusions. 67

Observations. 69

Tableau comparatif de différentes mensurations prises chez certains malades. 149

Bibliographie. 155

Paris. — Typ. Georges Chamerot, 19, rue des Saints-Pères. — 27141

www.ingramcontent.com/pod-product-compliance
Ingram Content Group UK Ltd.
Pitfield, Milton Keynes, MK11 3LW, UK
UKHW021049230726
13926UKWH00004B/1733